探秘中药系列

中国药学会　中国食品药品检定研究院　中国健康传媒集团
组织编写

探秘鹿茸

总主编　马双成
主　编　翟宏宇　康　帅

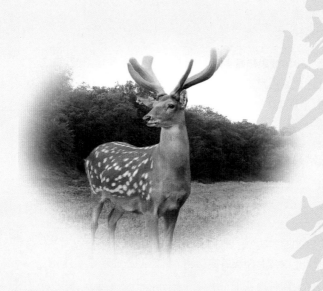

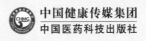
中国健康传媒集团
中国医药科技出版社

内 容 提 要

鹿茸具有悠久的药用历史。本书为"探秘中药系列"之一，由中国药学会、中国食品药品检定研究院、中国健康传媒集团组织编写，内容实用，语言通俗。全书分为鹿茸之源、鹿茸之品、鹿茸之用三部分，全面介绍了鹿茸的历史渊源、质量保障、合理使用等知识，方便读者更深入详细地了解鹿茸。本书既可为临床用药提供参考，也可作为公众了解中药知识的科普读物。

图书在版编目（CIP）数据

探秘鹿茸 / 翟宏宇，康帅主编 . — 北京：中国医药科技出版社，2023.12

（探秘中药系列）

ISBN 978-7-5214-4142-0

Ⅰ . ①探…　Ⅱ . ①翟…②康…　Ⅲ . ①鹿茸—普及读物

Ⅳ . ① R282.74-49

中国国家版本馆 CIP 数据核字（2023）第 172373 号

美术编辑　　陈君杞
版式设计　　也　在

出版	**中国健康传媒集团**	中国医药科技出版社

地址　北京市海淀区文慧园北路甲 22 号

邮编　100082

电话　发行：010-62227427　邮购：010-62236938

网址　www.cmstp.com

规格　889×1194mm $^1/_{32}$

印张　5 $^3/_8$

字数　110 千字

版次　2023 年 12 月第 1 版

印次　2023 年 12 月第 1 次印刷

印刷　北京侨友印刷有限公司

经销　全国各地新华书店

书号　ISBN 978-7-5214-4142-0

定价　**36.00 元**

获取新书信息、投稿、为图书纠错，请扫码联系我们。

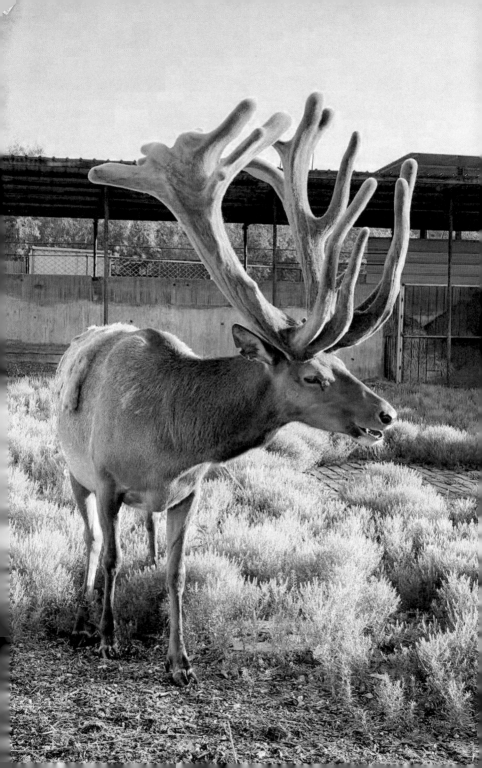

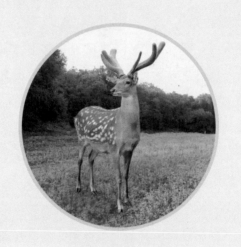

丛书编委会

总策划 吴少祯

总主编 马双成

编　委 （按姓氏笔画排序）

王　栋　　王晓燕　　刘亚蓉

李瑞莲　　连云岚　　汪　冰

张　萍　　林永强　　罗定强

胡芳弟　　聂凌云　　康　帅

傅欣彤　　翟宏宇

本书编委会

总主编　马双成

主　编　翟宏宇　康　帅

副主编　徐　鹤　李秀芬　赵全民

　　　　　赵琳琳　刘治民

编　委　（按姓氏笔画排序）

　　　　　王艺纯　王东平　王红然

　　　　　冯振斌　任乔森　闫小钧

　　　　　孙海涛　李　丹　李楠楠

　　　　　巫明慧　杨晓腾　杨献玲

　　　　　姜　泽　聂黎行　郭美玲

　　　　　韩　晶　彭振宇　温立义

总主编简介

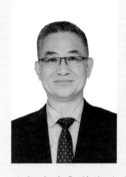

马双成，博士，研究员，博士研究生导师，享受国务院政府特殊津贴专家。现任中国食品药品检定研究院中药民族药检定所所长、中药民族药检定首席专家，世界卫生组织（WHO）传统医药合作中心主任，国家药品监督管理局中药质量研究与评价重点实验室主任，《药物分析杂志》执行主编，科技部重点领域创新团队"中药质量与安全标准研究创新团队"负责人。先后主持"重大新药创制"专项、国家科技支撑计划、国家自然科学基金等30余项科研课题的研究工作。发表学术论文380余篇，其中SCI论文100余篇；主编著作17部，参编著作16部。2009年获中国药学发展奖杰出青年学者奖（中药）；2012年获中国药学发展奖食品药品质量检测技术奖突出成就奖；2013年获第十四届吴阶平医学研究奖-保罗•杨森药学研究奖；2014年入选"国家百千万人才工程"，并被授予"有突出贡献中青年专家"荣誉称号；2016年入选第二批国家"万人计划"科技创新领军人才人选名单；2019年获第四届中国药学会-以岭生物医药创新奖；2020年获"中国药学会最美科技工作者"荣誉称号。

主编简介

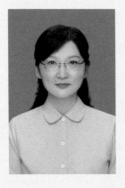

翟宏宇，主任药师，吉林省药品检验研究院中药室主任，同时担任中国中药协会中药质量安全专业委员会委员，药检系统民族药专业委员会委员。

从事中药检验、质量标准研究及技术复核等工作 20 余年，独立完成约 50 个品种中药质量标准起草工作，其中 7 个品种收载于《中华人民共和国药典》。参与国家科技部子课题、吉林省科技厅、吉林省发改委等多项课题，曾获吉林省科技进步一等奖 1 项。参编著作 5 部，在国家级杂志发表论文 30 余篇。

主编简介

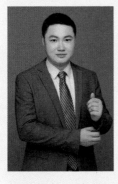

康帅，博士，副研究员，中国食品药品检定研究院中药民族药检定所中药标本馆副主任，中国中药协会中药数字化专业委员会秘书长，中华中医药学会中药标准与检验科学传播团队专家组成员，世界卫生组织传统医药合作中心和科技部重点领域中药质量与安全标准创新团队核心成员，国家药品监督管理局中药质量研究与评价重点实验室学术委员会委员，《药物分析杂志》《中国药学杂志》等审稿人。

从事中药材鉴定、中药数字化标本馆建设、中药材标准研究等方面的相关工作十余年。主要研究方向为本草文献、中药材鉴定和中药质量评价研究。主持青海省科技厅创新平台建设专项子课题1项、中国食品药品检定研究院关键技术基金课题1项，参加国家重大科技专项、国家自然科学基金、国家中医药管理局、青海省科技厅以及香港卫生署等多项科研任务。发表国内外学术论文70余篇；参与编写著作30余部（其中主编10部，副主编7部），如《中国种子中药材鉴定研究图典》《中国中药材及饮片真伪鉴别图典》《探秘三七》《中国药品检验标准操作规程》《中华人民共和国药典》（英文版）等。

前　言

　　科技创新、科学普及是实现创新发展的两翼，要把科学普及放在与科技创新同等重要的位置。中医药是中华文明的瑰宝，凝聚着中华民族的博大智慧。随着人们生活水平的不断提高，中医药已不只是在防病、治病中发挥作用，中医药的养生健康、"治未病"理念也逐渐融入人们的日常生活中。因此，增强中药安全用药的意识，形成良好的用药习惯，是非常重要，也是非常必要的。

　　近年来，为继承和发扬中医药文化，宣传和普及中药的合理用药常识，中国食品药品检定研究院联合组织中药学领域专家开展了"探秘中药系列"的编写工作。这套科普书籍以"药食同源"中药为主，每种中药单独成册，从中药的源、品、用三个层面全面介绍中药的历史渊源、质量保障、合理使用等知识，同时将反映药材的采收、加工、炮制等相关视频资料通过二维码的方式呈现，让读者更加直观和深入地了解每种中药。

　　在中国健康传媒集团中国医药科技出版社的大力支持下，

本次共出版 10 册，内容涉及黄芪、党参、莲子等 10 种公众关注度较高且常用的中药材，以期为相关专业的基层医务人员、监管人员和检验人员提供专业参考，也希望"探秘中药系列"可以成为公众健康生活、快乐生活的"好帮手"。

2023 年 8 月

编写说明

　　鹿茸为鹿科动物梅花鹿或马鹿的雄鹿未骨化密生茸毛的幼角，前者习称"花鹿茸"，后者习称"马鹿茸"。鹿茸药用历史久远，我国现存最早的本草著作《神农本草经》将其列为中品，论述其能"益气强志，生齿不老"，《中华人民共和国药典》收载其功效为"壮肾阳，益精血，强筋骨"。鹿茸一直被历代医家所推崇，是临床上广泛使用的补益类贵重中药。鹿茸在古代只为皇家御用，随着生活水平的提高和鹿养殖业的迅速发展，鹿茸作为昔日宫廷御用品现已走进寻常百姓家，成为人们常用的滋补佳品。以鹿茸为原料的产品，包括药品、保健食品、食品可达数百种，人们耳熟能详的宫廷著名方剂"龟龄集"、安神补脑液、人参归脾丸、益气养血口服液等中成药的处方中均含有鹿茸。不仅如此，我国的鹿文化源远流长，鹿自古以来就被认为是仙兽、瑞兽，是祥瑞的象征。随着现代科学技术的不断进步，人们对鹿茸的再生能力也有着更深入的认识，鹿茸的再生机制和抗衰老物质也逐渐被发现，相信具有悠久药用历史的鹿茸必将在药品、保健品方面得到更广泛应用，更好地服务于人类。

为使公众更加系统、全面地认识和了解鹿茸，本书编委会组织了权威专家和一线药学工作者共同编撰了这本《探秘鹿茸》。从"鹿茸之源""鹿茸之品""鹿茸之用"三个方面，立体地展现并总结了鹿茸的药用历史、产地及资源、产业发展、质量评价、药理作用、制剂及合理应用，希望能对读者尤其是药学和医务工作者有所帮助，亦可作为公众教育的基础科普读本，对促进鹿茸资源的合理开发利用尽绵薄之力。

在本书的编写过程中，笔者查阅大量专业书籍和文献报道，得到了吉林农业大学赵全民教授的全力支持和专业指导，在此表示感谢！由于编者水平所限，书中难免有疏漏欠妥之处，恳请广大读者和同仁提出宝贵意见。

编者

2023 年 8 月

目录

第一章 鹿茸之源

第一节　鹿茸的传说　003

　一、鹿茸与仙女的传说　003

　二、鹿茸名称的传说　004

第二节　鹿茸名称的由来　006

第三节　鹿茸的价值　007

　一、鹿茸药用价值　007

　二、鹿茸食用价值　008

　三、鹿茸文化价值　009

第四节　鹿茸的产地　013

　一、鹿茸历史产地　013

　二、鹿茸产地当代变迁　015

第五节　鹿茸的产业　021

　一、东北地区鹿茸产业　022

　二、内蒙古鹿茸产业　029

　三、新疆鹿茸产业　030

第二章 鹿茸之品

第一节　鹿的种类 　　　　　　　　　　　034

　　一、优良品种，品质之源 　　　　　　035

　　二、规范养殖，品质之根 　　　　　　046

第二节　鹿茸的收集 　　　　　　　　　　056

第三节　鹿茸的加工 　　　　　　　　　　061

　　一、排血茸加工 　　　　　　　　　　062

　　二、带血茸加工 　　　　　　　　　　065

　　三、活性茸（冻干茸）加工 　　　　　066

第四节　如何评价鹿茸的优劣 　　　　　　070

　　一、历版《中国药典》收载情况 　　　070

　　二、鹿茸质量鉴别方法 　　　　　　　071

　　三、鹿茸的商品规格与等级划分 　　　080

第五节　此"鹿茸"非彼"鹿茸" 　　　　088

　　一、鹿茸混淆品介绍 　　　　　　　　088

　　二、主要混淆品性状特征 　　　　　　088

　　三、主要混淆品显微特征 　　　　　　092

　　四、混淆原因解读 　　　　　　　　　096

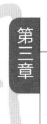

鹿茸之用

第一节　鹿茸的药理作用　　　100

一、神经保护作用　　　100

二、免疫调节作用　　　101

三、调节心血管系统作用　　　102

四、生殖促进作用　　　102

五、抗疲劳作用　　　103

六、抗衰老作用　　　104

七、强壮作用　　　104

八、对骨骼的作用　　　105

第二节　鹿茸的制剂　　　107

一、鹿茸制剂概况　　　107

二、鹿茸保健食品　　　117

第三节　鹿茸的合理应用　　　119

一、单味鹿茸用法用量　　　119

二、鹿茸配伍应用　　　120

三、鹿茸方剂举隅　　　121

四、鹿茸与其他药物的相互作用　　　126

五、临床医师用药经验　　　127

六、鹿茸食疗　　　　　　　　　129

七、鹿茸禁忌证　　　　　　　　144

八、鹿茸不良反应及处理方法　　147

参考文献　　　　　　　　　　149

第一章

鹿茸之源

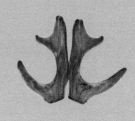

　　鹿茸为雄性鹿科动物未骨化密生茸毛的幼角，是我国中医学常用的名贵药材，以其丰富的药理作用，已经被广泛使用了2000多年。鹿茸具有壮肾阳、益精血、强筋骨、调冲任、托疮毒的功效。最早见于《神农本草经》，被列为中品，言其"善于补肾壮阳、生精益血、补髓健骨"，一直被历代医家所推崇，是扶阳养生、延年益寿的佳品。

　　鹿茸的神奇之处还在于它强大的再生能力，鹿茸是哺乳动物唯一能够周期性完全再生的器官，是生长最快的动物组织，生长为几千克至几十千克的鹿茸组织，只需要3~4个月的时间，生长速度可达每天1~2cm，非常惊人，而且一边极速生长，一边迅速骨化。这也许是古人认为鹿茸"能补阳，助生发"的原因之一。

　　鹿自古以来就被认为是仙兽，称为斑龙，鹿茸又有斑龙珠的别名，在我国的传统文化中，鹿是吉祥幸福与长寿的象征。从"福禄寿喜、功名利禄"的禄（鹿），到"送子麒麟"的麒麟；从"仙人坐骑"到"九色鹿王"；从《诗经》的"呦呦鹿鸣，食野之苹"，到李白《梦游天姥吟留别》中"且放白鹿青崖间，须行即骑访名山"。无不体现了鹿在中华文化中重要的地位，也因此深受人民的喜爱。

第一节
鹿茸的传说

一、鹿茸与仙女的传说

古代医家认为鹿得天地之阳最全，助肾阳而温通督脉，鹿的初生幼角"鹿茸"，更被视为宝中之宝。在我国中医学的悠久历史中，它一直以奇特的功效而闻名于世。在长白山地区就流传着一个关于鹿茸的美丽神话故事。

很久以前，关东的大地上没有一条大江大河，生活在这里的动物们一到干旱季节就要受到干渴的折磨，痛苦万分。王母娘娘知道后十分同情它们，指派了七名仙女降临凡间，凿开长白山天池，放出天池的水，奔涌而出的天池水形成一条瀑布，流成了二道白河。白河之水滚滚而下，涌出松花江，江水滋润了关东大地，救活了鸟兽们。可是开凿天池的任务过于繁重，七个仙女累倒了六个，她们个个精神萎靡、疲惫至极，未累倒的仙女也十分焦灼，担心能否按时返回天宫。正在这个危急时刻，从森林里跑出一只梅花鹿，它来到仙女们面前，一头向石垛子撞去，撞断了茸角，口含茸血喂仙女喝下。六个仙女得到了鹿茸的滋补，转眼之间就变得精神焕发、体力充沛、生气勃勃。这虽是一则虚构的神话故事，却说明了鹿茸奇妙而又独特的强大功效。至今，关东人仍然对鹿茸有特别的感情，视它为瑰宝。

二、鹿茸名称的传说

从前有三个兄弟，老大尖刻毒辣，老二奢啬狡诈，老三忠厚老实。有一天，兄弟三人相约，一起去森林里打猎。老三勇敢地走在前面，老二胆小，走在中间，老大怕死跟在后边。走着走着，树林里发出了异样的响声。老大、老二都吓得躲在大树后面，蹲下来不敢动，只有老三无畏地向发出声音的地方走去，发现原来是一只长着嫩角的鹿。老三不慌不忙，端起了猎枪，射杀了这只鹿。

这时候，老大和老二走过来，和老三商议如何分这只鹿。老大和老二联合起来、一唱一和，想要分走鹿身和鹿腿。忠厚的老三争不过他们，只好提着一个没有肉的鹿头回家了。按照寨规，不管谁打的野味，都要分一点给大家尝尝。于是老三去借了一口大锅，倒进足够的水，把鹿头放到锅里煮，鹿角也没有像以往一样扔掉，而是一起放了进去，熬成一锅汤。老三把汤给寨子里的每个乡亲都端去一碗。

怪事出来了，喝了鹿头汤的人，个个觉得全身发热，手脚有使不完的劲，人也强壮了。这到底是为什么呢？以前吃鹿肉从没吃过将鹿角一起做的，这次老三把一对嫩角都放进去煮了，效果截然不同，应该是这对嫩鹿角起的作用。以后，人们反复试了几次，证明嫩鹿角确实有滋补身体的功效。因为嫩鹿角上长有很多茸毛，大家就把这种大补药叫作鹿茸了。

第二节
鹿茸名称的由来

　　"鹿茸"在汉代成书的《神农本草经》中就已经出现，为雄鹿未骨化密生绒毛的幼角。在黄庭坚所作《夏日梦伯兄寄江南》中，有描述鹿茸的诗句"河天月晕鱼分子，槲叶风微鹿养茸。"那么鹿茸是因何而得名呢？"茸"字在《说文解字·草部》中的本义，是指草初生时纤细柔软的样子，后世含义逐渐演变，"茸"字也特指鹿茸，这是因为初生的鹿角表面被有柔软、天鹅绒般滑顺的细密茸毛，因此而得名"鹿茸"。

第三节
鹿茸的价值

一、鹿茸药用价值

我国是世界上将鹿茸、鹿角及其制品作为药用最早的国家。鹿茸首载于《神农本草经》，被列为中品，其描述为"鹿茸气味甘，温。主治漏下，恶血，寒热，惊痫，益气，强志，生齿，不老。角，主治恶创，痈肿，逐邪恶气，留血在阴中"。鹿茸性偏温，主入肾经，主要功效是温肾壮阳。

此后历代本草、医学典籍在功能、主治、用法等方面都有很大的发展和创新。《名医别录》记载："主治虚劳洒洒如疟，羸瘦，四肢酸疼，腰脊痛，小便利，泄精，溺血，破留血在腹，散石淋痈肿，骨中热疽，养骨，安胎下气，杀鬼精物，不可近阴令痿。久服耐老。"《药性论》载："主补男子腰肾虚冷，脚膝无力，夜梦鬼交，精溢自出，女人崩中漏血，炙末空心温酒服方寸匕。又主赤白带下。"《得配本草》谓之"纯阳"之药，尚能托毒生肌。《日华子本草》载："补虚羸，壮筋骨，破瘀血，安胎下气，酥炙入用。"《本草纲目》载："生精补髓，养血益阳，强健筋骨。治一切虚损，耳聋，目暗，眩晕，虚痢。"《本草切要》载："治小儿痘疮虚白，浆水不充，或大便泄泻，寒战咬牙；治老人脾肾衰寒，命门无火，或饮食减常，大便溏滑诸证。"

总结鹿茸的药用，其功效不外乎以下三个方面，一是补虚，补肾壮阳，填精补血，主治肾虚精亏所致的阳痿腰酸，漏下遗精；二是消肿散结，托毒外出，生肌敛疮，治阴疽结肿；三是祛风散寒，除湿，主治风湿痹痛。其擅补肾壮阳，填精和血。随着中医药的现代化科学研究的深入，关于鹿茸的药理功效的现代研究结果与中医学的认识基本一致。

二、鹿茸食用价值

鹿茸具有养血益阳、强筋健骨的保健功效，是滋补强壮的上乘佳品，我国很早就形成了用于养生、保健的鹿茸食补方法，比如将鹿茸泡制药茶、浸泡药酒、制作药膳等。

因为商品鹿茸为片状，可直接泡茶饮用，嚼食吞下。因此，鹿茸药茶具有制作简单方便、吸收较快的优点。泡制鹿茸药茶，也可与其他滋补药物，如枸杞子、人参、桂圆等配伍成方，同时泡沏饮用。除了泡制药茶，鹿茸也可以浸泡药酒，在东北地区，将人参、鹿茸等名贵药材泡制药酒是比较普遍的做法，但是药酒不适合肝肾功能不好或者酒精过敏的人群。

相比较而言，鹿茸药膳更为大众所喜欢。我国一直以来就有"食补"的习惯，讲究"药食同源"的养生概念，所谓"药食相配，食借其力，药助食威"，指的是不同药理的佳肴又有不同的效性。药膳中吃的是以膳为主，药为次，但功效却以药为主，膳为次，让人在尽情享受美味的同时不知不觉就调理了身体。药膳菜肴将食药相互搭配，取药之性，用食之味，食借药力，药助食威，二者相辅相成而达到食养与食疗的最佳效果。鹿茸与其他食材配合做成药膳，可以做药粥、汤羹和菜肴，形式多种多样。药粥类有参茸粥、鹿茸山药枸杞粥等；汤羹类有鹿茸银耳汤、黄芪参茸乌鸡汤等；菜肴有鹿茸海参、鹿茸烧虾、斑茸鱼翅等。

此外，鹿茸还可以加工做成各种保健食品，比如将鹿茸提取物制成方便食用的鹿茸糖，还有将鹿茸与多种药食同源的药材配伍，加工制成营养保健的鹿茸饮料。

三、鹿茸文化价值

鹿自古以来一直被视为神物，由于鹿的寿命较长，在神话传说中，常与鹤同被"仙化"，有仙鹤、仙鹿之美称，常为仙人的坐骑，是长寿的象征；又因鹿与禄字谐音，历代皇帝深信"有鹿"为吉兆，所以朝殿内外，屋顶上画满蝙蝠（福），厅堂里陈列着铜鹿（禄）、铜鹤（寿），以示"福禄寿"同至之征兆。

不仅如此，鹿的那对美丽出众、峥嵘威严的角格外引人瞩目，汉字美丽的"麗"字，实际就是一只头顶晶莹鲜嫩茸角的鹿，鹿茸是鹿刚长出来尚未骨化的嫩角，成熟以后骨化为鹿角。因此，广义的鹿角是鹿茸和鹿角的总称，鹿茸的文化价值更多体现在鹿角的文化意义上，鹿角作为鹿的器官中最引人注目的部分，成为了中国鹿文化中最重要的元素。在自然界中，角是有角动物的雄性标志，也是强盛有力的象征，当动物崇拜在先民中流行的时候，鹿角崇拜作为角崇拜的一个分支已经广为流传开来。

（一）龙角与鹿角

在中国传统文化中，麟凤龟龙四异兽被称之为四灵，麟为百兽之长，凤为百禽之长，龟为百介之长，龙为百鳞之长。其中龙文化是中华民族最具代表性的传统文化。古籍中记载龙角似鹿，《本草纲目·翼》曾这样描述："龙者鳞虫之长。王符言其形有九似：头似驼，角似鹿，眼似兔，耳似牛，项似蛇，腹似蜃，鳞似鲤，爪似鹰，掌似虎，是也"。龙的形象包含着多种动物元素，据考证，龙图腾的最初原型是蛇图腾，在消灭了牛图腾、鹿图腾的氏族之后，就把牛角或鹿角加在了蛇的头上，后来又加了猪的头或马的头，加上了虎或鳄鱼的腿、鹰的爪子、鱼的鳞，经过长期的发展，众多图腾的集合就形成了中华龙图腾的形象。龙的形象中，龙角的来源为鹿角。而鹿与龙的联系不仅体现于此，《列仙传》说："苏耽与众儿俱戏猎，常骑鹿。形虽如常鹿，遇险绝之处，皆能超越。众儿问曰，何得此鹿异常鹿也？答曰，龙也。"故鹿又有斑龙之名，李时珍在《本草纲目》中记载："斑龙名出《澹寮方》。"据《澹寮方》记述，"昔西蜀市中常有一道人，货斑龙丸，一名茸珠丹，每大醉而高歌曰：尾闾不禁沧海竭，九转灵丹都慢说。惟有班龙顶上珠，能补玉堂关下穴"。鹿被称之为斑龙，而鹿茸则被称之为斑龙珠，可见鹿与龙之间的联系十分紧密。

（二）凤角与鹿角

先秦时代的楚人，为华夏族的一支，以凤凰为图腾。楚人尊凤是由其远祖拜日、尊凤的原始信仰衍化而来。楚人的祖先祝融是火神兼雷神。汉代的《白虎通义五行篇》说，南方之神祝融"其精为鸟，离为鸾"。鸾就是凤，《卞鸦·绛鸟》注曰："凤凰属也。"可见，祝融也是凤的化身。凤不仅是神鸟，也是楚人、楚国尊严的象征。楚人尊凤的影响渗透到各个领域，在出土的楚国文物中，凤的图像、绣像和雕像不胜枚举，造型也非常特别。荆州博物馆收藏的"虎座立凤"木雕，凤足直立，凤头高仰，凤背上有两枝鹿角，这个造型可以说是独一无二，在楚国刺绣中出现的凤鸟形象，尾部或头角有时也呈现出鹿角的形态，楚都江陵还出土有鹿鸟相戏的漆器。楚人中曾经有以鹿为图腾者，在地方文化融合过程中，形成了鹿角凤身的艺术形象。

（三）麟角与鹿角

麒麟在中国古代神话中是一种富有灵性的神兽，与龙、凤、龟并称为"四灵"，象征祥瑞、功勋，可求子嗣。"麒麟"这两个左右结构的形声字，左边旁都是"鹿"，可见其原型主要是鹿。东汉许慎的《说文解字》中这么解释，"麒，仁兽也，麇身，牛尾，一角。从鹿，其声。"又释"麟"曰："大牝鹿也，从鹿，粦声。"根据许慎"凡鹿之属皆从鹿"的阐释原则，麒麟自当与鹿同枝相连。此外，《旧唐书》中也有这样的记载："麟之来，一鹿引之，群鹿随之，光华不可正视。"麒麟的出现总是要以群鹿相伴。张揖云："牡曰麒，牝曰麟。"郭璞曰："麒似麟而无角。"但据说麒麟的身体像麝鹿，它被古人视为神灵。古人曾将麒麟清晰地描述为一种沼泽兽，《礼记·礼运》描述："凤凰麒麟，皆在郊棷。""棷"同"薮"，意为沼泽。这与麋鹿的生境一致。明代万历潞简王陵石兽之一麒麟之形被认为"实为麋鹿之形"。因此，麒麟的原型多半是麋鹿。由此看来，麟与鹿之关系可见一斑。

先秦古籍中有很多关于麒麟的记载，《征祥记》曰："麒麟者，毛虫之长，仁兽也。"麒麟被认为是百兽之长，具有德行的仁兽。此外，麒麟与先圣孔子之间也流传着"麟吐玉书"与"西狩获麟"的故事，孔子将麒麟视为祥瑞、仁义之兽，认为它是太平盛世的象征。鹿自古被视为睦群友善之兽，《淮南子·泰族训》曰："鹿鸣兴于兽，君子大之，取其见食而相呼也。"赞颂鹿友爱的品性。在民间还流传着许多关于鹿的美丽传说，鹿集仁爱、和平于一体，成为世间真善美的化身，而麒麟的形象特征也不外乎如此，二者一脉相承。

华夏文化中自古就有鹿文化的因子，鹿温驯美丽，是人民心中福禄吉庆、伉俪和谐、祥瑞长寿的象征，有着丰富的文化内涵，成为仁慈、善良的君子风范和权威、尊贵的帝王象征。

第四节
鹿茸的产地

　　我国的鹿茸产地主要集中在北方，尤其是东北三省、内蒙古和新疆。其中吉林省是全国乃至全世界梅花鹿养殖量最大的省份。马鹿主要分布在新疆，其次是内蒙古、甘肃、辽宁等地，新疆塔里木是目前我国马鹿发展前景最好的地区。除上述两种外，某些地区尚有水鹿、驯鹿、坡鹿、白唇鹿的茸作鹿茸使用的现象。

一、鹿茸历史产地

　　我国是世界上鹿类动物的主要发源地之一，多年来，考古学家在全国各地发现了大量的古代鹿骨、鹿角化石及制品。例如，在浙江建德市发现的第四纪哺乳动物中有鹿、麂；北京东郊泥炭层中发现有麋鹿骨、角制作的工具；福建闽侯县石山新石器时代遗址中发现了梅花鹿和水鹿骨；上海马桥嵩泽新石器时代遗址的动物遗骸中有鹿、梅花鹿、麋鹿和獐；广西桂林新石器时代遗址中发现有许多麂、梅花鹿骨及角，以及水鹿、秀丽漓江鹿的遗物；在旧石器时代晚期地层的马兰黄土，也发现有大量的马鹿化石。这些大量的发现说明我国自古以来不仅鹿的种类众多，而且结合历史文献，古代的鹿类动物数量也较多。《诗经·大雅·桑柔》记载了厉王时代镐京附近山林中出没的鹿群："瞻彼中林，甡甡其鹿。"说明当时黄河中下游地区鹿类动物广泛分布。《春秋经·庄公十七年》记载"冬，多麋"。西晋时代的《博物志》记载"海陵县（在今江苏泰州）多麋，千万为群"。可见当时我国境内的麋鹿十分常见，而且数量极多。

由于我国古代鹿类动物较多，捕鹿比较容易，因此鹿成为了我国古人狩猎的主要对象。一直到汉朝，鹿肉普遍作为副食品及祭品，据马王堆汉墓"遣策"记载，当时鹿肉的烹调方法十分多样。汉代以后，我国汉族人口居住的地区野鹿逐渐减少，但是边疆少数民族地区野鹿数量还比较多。据《辽史》记载，鹿脯是契丹的特产，契丹皇帝曾将鹿脯作为礼品送给宋朝皇帝品尝。直至清代，朝廷还规定奉天各地每年向宫廷进贡鹿产品。

古人捕鹿，除了用来食用、祭祀和进贡以外，鹿作为药用的历史也非常悠久。许多古代文学名著，如《诗经》《尔雅》《周礼》《山海经》中都有相应的记载，尤其是梅花鹿被人们誉为吉祥、健康长寿的象征。我国最早的医方，湖南长沙马王堆汉墓出土的帛书《五十二病方》中的三个处方均有鹿角、鹿肉、鹿角胶用于治疗蛇咬伤和肿疮的记述，可以说我国是世界最早将鹿的茸角及其制品作为药用的国家，用药历史长达两千多年之久。

历代古籍中关于鹿茸及其制品的药效也有详细记载。例如，隋唐名医孙思邈所著《备急千金要方》中提及麋角丸具有补心神、安脏腑、填骨髓、理腰脚、能久立、聪耳明目、发白更黑、貌老还少的功效；宋代沈括的著作《梦溪笔谈·卷二十六·药议》中记载的鹿茸功效："麋茸利补阳，鹿茸利补阴。"这些描述与西医学认知的鹿茸功效已十分接近。

除此以外，关于古代应用鹿茸的种类，《梦溪笔谈》也有相关的记载："又北方戎狄中有麋、麂、麐。驼鹿极大而色苍，尻黄而无斑，亦鹿之类。角大而有文，莹莹如玉，其茸亦可用。"认为北方少数民族地区分布的麋鹿、马鹿、驯鹿，以及体型较大的驼鹿，鹿茸均可用。《本草纲目》也有"今猎人多不分别，往往以麋为鹿"的记载。古人在鹿茸取材上非常广泛，并不只局限于某一种鹿，而是将鹿类动物的幼角均作为鹿茸使用。

由此可见，我国古代鹿茸并没有形成具体的产地，而是通过狩猎等就地取材，所用的鹿茸采自于所捕获的鹿类动物，而且认为不同种类的鹿茸均有药效。现代的鹿茸主产地是随着历史变迁而逐渐形成的。

二、鹿茸产地当代变迁

我国是世界上养鹿最早的国家，也是世界上的养鹿大国之一。我国古代在何时开始饲养鹿类动物，至今已无从考证。但资料表明自商周时代就已经开始养鹿，约有 3000 年的历史。

《诗经·大雅·灵台》中记载："王在灵囿,麀鹿攸伏;麀鹿濯濯,白鸟翯翯。"记述的是文王至灵囿观鹿时的情景;《孟子》中的:"文王之囿,方七十里。"更是对当时猎苑的直观描述;西周时帝王的猎苑中已经开始养鹿,历代帝王在皇家猎苑中养鹿和其他禽兽的习惯一直延续到清朝。清廷除了北京建有狩猎场外,在东北地区的西丰、东丰、双阳等地,均建有狩猎场用来养鹿及其他动物。清朝末期,由于野生鹿数量的减少,1895年,清朝在"盛京围场"即现在的辽宁省西丰县赵家趟子沟建立了"皇家鹿苑",开创了我国人工圈养鹿的历史。我国古代养鹿主要是用于皇家狩猎、祭祀和观赏,这与现代养鹿产业有所不同;而且饲养的鹿种以麋鹿居多,也饲养少量的梅花鹿、马鹿、狍等鹿类动物。

除了历代帝王的皇家猎苑,民间也有饲养鹿类动物的历史。据记载,我国民间养鹿较早的地方有吉林省的东丰县小四平、双阳、龙潭山、伊通和辽宁省的西丰县等。清朝末年,民间养鹿已经逐渐增多,养鹿技术比较粗放。《永吉县志》中记载了当时养鹿与收茸的情况。在大规模发展养鹿产业以前,鹿茸的产量很少,主要还是依靠捕获野鹿,货源奇缺、价格昂贵。

我国于20世纪50年代中期发展养鹿产业,辽宁、吉林、黑龙江、新疆四省区首开养鹿先河,率先在全国建立国营养鹿场,到70年代末期已经发展至黄河、长江流域,最后发展到海南。全国养鹿产业,国有企业、民营企业、个体养鹿三分天下，大养特养，扩大规模，产量暴增。后来由于内销不旺，外销受阻，加上"洋鹿茸"大举进攻我国市场，导致养鹿业受到重创，由兴到衰。经过不断调整、巩固之后，全国缩小了鹿的养殖规模，最终逐渐形成了现在以辽宁、吉林、黑龙江、内蒙古、新疆为主的鹿养殖区，"花鹿茸"的产地主要集中在西丰、东丰、伊通和双阳等地。"马鹿茸"的主要产地在新疆的塔里木。

鹿茸道地产区的形成是多方面因素综合作用的结果，体现在以下三个方面。

（一）自然优势

东北三省、内蒙古和新疆具有适宜的地理气候条件，森林、湿地、草原资源丰富，自古以来就是鹿类动物的发源地，分布有梅花鹿和马鹿的几个亚种。

梅花鹿生活在针阔混交林的山地、森林边缘和山地草原地区，白天和夜间的栖息地有着明显的差异，白天多选择在向阳的山坡，夜间则栖息于山坡的中部或中上部。在自然条件下，梅花鹿喜欢群居，少则十几头，多到几十头。大部分时间结群活动，群体的大小随季节、天敌和人为因素的影响而变化。梅花鹿喜欢到林间食青草、幼嫩的树枝、落叶、苔藓和各种果实。与马鹿共同的生活习性是喜群居、喜水、嗜盐。

马鹿中的东北马鹿栖息于海拔不高、范围较大的针阔混交林、林间草地或溪谷沿岸林地；新疆的塔里木马鹿则栖息

于罗布泊地区西部有水源的干旱灌丛、胡杨林与疏林草地等
环境中。夏季多在夜间和清晨活动，冬季多在白天活动，善
于奔跑和游泳。以乔木、灌木的树叶、嫩枝、树皮、果实和
草本植物为食，也常饮矿泉水，喜欢在多盐的低湿地上舔食
盐碱。平时常单独或成小群活动，群体成员包括雌鹿和幼鹿，
成年雄鹿则离群独居，或几只一起结伴活动。

东北三省和内蒙古分布有大、小兴安岭和长白山脉，水
系丰富，湿地众多，自然条件得天独厚，孕育了梅花鹿东北
亚种和马鹿的东北亚种。新疆地域辽阔，野生马鹿资源丰富，
有马鹿的三个亚种，塔里木亚种、天山亚种和阿勒泰亚种。
优越的自然环境，是形成道地产区的重要因素，具有其他地
区不可比拟的优势。

（二）历史积淀

鹿茸道地产区的形成，除了自然条件优势，还有历史因
素的推动。东北地区、内蒙古和新疆是多民族聚居的边疆地
区，在汉族人大量进入这些地区之前，以游牧、渔猎为生的
少数民族已经在这里生活。当中原地区野鹿的数量逐渐减少
时，这些地区的野鹿资源还比较丰富，一些少数民族还曾经
将鹿产品作为礼物或者贡品与中原进行交流。清朝时，朝廷
在西丰县建立了皇家鹿苑，随后东北地区的东丰、西丰、伊
通、双阳等地逐渐兴起了民间养鹿，开创了人工养鹿的历史。

鹿茸产区的最终形成，经历了养鹿业兴衰的五个发展阶
段。首先是发展期，全国各地广泛养鹿，北至东三省，南至

海南岛，产茸量是 50 年代初期的 25 倍。之后是高潮期，在国内外医药市场对鹿茸的大量需求驱动下，我国的养鹿产业在全国遍地开花，急速扩大规模，产量暴增，到 1996 年产茸量已达 250~300 吨。随后进入低谷期，我国鹿茸产业遭遇内外夹击，国内滞销，外销受阻，国外的洋鹿茸进入我国市场，鹿茸产业从沸点降到冰点，大批鹿场倒闭。鹿茸产业陷入了激烈的市场竞争，进入调整期，鹿茸产量由 500 吨减少至 400 吨，到 2006 年鹿茸产业开始走上正轨，步入了稳定发展时期，以市场需求为导向，积极学习和引进先进的养殖及采茸技术，开展科学优良育种，鹿产品的质量进一步得到提高，实现优胜劣汰，逐渐形成了以东北地区为主的花鹿茸道地产区和以内蒙古新疆为主的马鹿茸道地产区，这是历史和市场双重选择的结果。

（三）现代化的养殖技术

先进的现代化养殖技术是鹿茸品质得以保证的关键环节。随着市场对鹿茸的需求量越来越大，以前作坊式的散户养殖，组织化程度低，难以适应市场经济下社会化大生产的需要。因此有必要在现代科学技术支持下实现鹿茸的规模化现代化养殖生产。在优良鹿种的选育方面，引入了优良品种的审定机制；在吉林、辽宁、黑龙江建立梅花鹿种源基地，在黑龙江东南部和内蒙古东南部建立东北马鹿种源基地，在新疆建立新疆天山马鹿和塔里木马鹿种源基地；在全国范围内推行良种繁育制度，提高现有种群质量。同时引进国外先进的养殖技术，依托当地的科研机构及高等院校，为鹿茸产业发展提供技术和人才保障，围绕鹿茸生产开展广泛深入的研究，繁育上人工授精技术、胚胎移植技术、性别控制技术等均普遍推广应用。饲养管理方面，引进养鹿新技术，推行不同地区的饲养方式实施轮放、圈养，以节约资源、保护环境，同时要做好动物疾病防疫工作。在割茸方面，借鉴国外先进的割茸技术，重视动物福利，减轻割茸时的痛苦，预防割茸后造成的感染。

第五节
鹿茸的产业

野生梅花鹿为国家一级保护动物，野生马鹿为国家二级保护动物，它们曾遍布中国各地，因为生存环境的破坏和人类的滥捕，仅残存于几个有限的区域，野生种群数量已经十分稀少。因此，目前中药鹿茸饮片的原药材主要来源于养殖茸鹿。茸鹿的人工养殖几乎遍布全国，重点养殖区域是吉林、辽宁、黑龙江、内蒙古和新疆地区，其次是山东、河北、山西、甘肃等省。经过多年连续的选育，已经培育出了产茸性能高且各具特点的茸鹿品种。目前广泛养殖的东北梅花鹿、天山马鹿、塔里木马鹿、东北马鹿都是最优良的茸鹿鹿种，东北梅花鹿野生资源主要分布在长白山、小兴安岭东南部，驯养的梅花鹿几乎遍布全国，其中以吉林省的驯养头数最多。天山马鹿分布在新疆天山以北（除阿勒泰地区），产茸性能高，是非常优良的马鹿品种。

曾几何时，鹿茸只有皇帝贵族才能享用；中华人民共和国成立后的很长时间，我国的鹿茸绝大部分用于出口换取外汇；而现在，随着我国的国力增强，人民生活水平的改善，国内市场对鹿茸的需求数量迅速增加，我国近几年的鹿茸消费数量已经远高于曾经的世界鹿茸消费第一大国韩国。目前，我国市场对鹿茸的需求在 2000 吨以上。2021 年我国国内的梅花鹿、马鹿鹿茸的提供量约为 150 吨，进口新西兰赤鹿茸 860 吨，非官方渠道的驯鹿茸估计超千吨（不可统计）。鹿茸的价格与鹿茸的种类和等级密切相关，梅花鹿鹿茸（简称花鹿茸）的价格要高于马鹿鹿茸（简称马鹿茸），尤其是进口的马鹿茸，价格更加低廉。2022 年，马鹿茸药材的价格在每千克 1400~2200 元之间，而花鹿茸药材的价格每千克在 3500~8000 元之间，不同等级的花鹿茸药材，价格差异很大。2022 年花鹿茸二杠一等货价格约为每千克 8000 元，鲜品为每千克 2400 元左右；而一般的花鹿茸三叉药材三等货仅为每千克 3500 元，鲜品每千克 1200~1400 元。

一、东北地区鹿茸产业

养鹿在东北地区具有悠久的历史，目前已经形成了以辽宁西丰，吉林东丰、双阳为中心，涵盖辽宁、吉林、黑龙江等其他地区的鹿茸养殖产业。东北地区养鹿曾经以个体散户饲养居多，遍布东北三省，现在是以规模化、产业化的现代化养鹿基地为主流。东北地区养鹿的类型以梅花鹿为主，马鹿为辅；饲养模式以圈养为主、部分鹿场采取半放养的饲养模式。

东北地区的养鹿历史最早可以追溯到清代，清太祖努尔哈赤建立后金政权，在 1619 年征服"海西女真"最后一个部落"叶赫部"，因为叶赫部所在地山岭崇峻、森林茂密、禽兽群集、人烟稀少，决定将包括西丰在内的东丰、东辽、辉南、海龙等五县区域方圆 500 里划为大围场"叶赫围场"。"叶赫围场"可谓东北地区最早的围场。1625 年，努尔哈赤正式迁都沈阳，沈阳成为后金入关前的都城。1634 年，皇太极下诏改沈阳为"穆克敦"（满语"兴盛之意"），盛京之名由此而始。1644 年，清王朝入主中原定都北京后，将大围场封为"盛京围场"，划定为 105 围，西丰境内为 35.5 围。1895 年，清光绪帝将"盛京围场"易名，钦敕"皇家鹿苑"。盛京围场直到 1896 年才弛禁开垦，一共封禁了 277 年，由于封禁时间较长，开发较晚，所以围场范围内区县的树木茂盛，动物繁多，生态环境优越。

（一）辽宁省鹿茸产业

辽宁省西丰县是盛京围场的核心区之一，被誉为中国鹿茸之乡。西丰县位于辽宁省东北部的铁岭市，处于长白山脉与松辽平原过渡带，自然资源优越，水草丰润，因寇水河淌向西，黑土地物阜民丰，而得名西丰。西丰鹿茸驰名中外，是全国最大的鹿产品集散地和世界鹿产品加工贸易中心，被国家确定为国家级梅花鹿养殖标准示范区、出口鹿产品质量安全示范区，是全国唯一的鹿产品加工贸易保税试点单位。西丰全县梅花鹿饲养量约 8 万只，有各类经销及加工户约 360 家，年加工和经销鹿茸 500 余吨。50% 的国外鹿茸、80% 的国内鹿茸都在西丰加工经销，年出口创汇 5000 多万美元。2012 年"西丰梅花鹿"地理标志证明商标获得国家工商总局批准。

辽宁省除了西丰县的花鹿茸产区，还有抚顺清原县的马鹿茸主产区。抚顺四季分明，气候宜人，降水充足，土壤肥沃，野生植物种类繁多，阔叶林比重较大，尤以柞树面积最大。特殊的地理环境，为清原马鹿茸的高产和品质优于其他品种鹿茸提供了条件。清原马鹿是国际上首次人工系统选育的高产茸鹿新品种，鹿茸群体单产居世界之首平均单产：鲜茸为 8.6 千克，成品茸为 3.1 千克，目前鲜茸最大单产产茸量可达 35 千克。生产利用年限为 2 年 ~15 年。茸质分析表明，"清原马鹿" 鹿茸的粗蛋白和氨基酸含量均高于其他马鹿品种，品质优良，并被授予国家地理标志产品。2005 年，清原县有养鹿场 886 个，存栏马鹿 14951 只，成为全国重点茸鹿生产基地之一。近年来受国际市场冲击，清原县的马鹿养殖业步入低谷，并一直处于低迷状态，新西兰马鹿茸和俄罗斯驯鹿茸的低价进入，也严重扰乱了国内鹿茸市场的正常价格。这一曾经的品牌产业正面临严重危机。为使鹿产业尽快走出低谷，抚顺市已采取多项政策和措施扶持当地鹿产业发展，促进清原马鹿产业恢复到鼎盛时期的规模。

（二）吉林省鹿茸产业

吉林省是梅花鹿资源大省，鹿茸产业几乎覆盖全省各县市。吉林省养鹿始于清代的雍正年间，双阳、东丰、永吉、伊通均有养鹿的记载。2019 年吉林省梅花鹿饲养量约 86 万只，鲜鹿茸产量约 800 吨，产值 300 多亿。全省有鹿产品经

营的企业 3000 余家, 养殖场区 7000 余个, 注册梅花鹿食药
保健品企业 186 家, 拥有品牌产品 200 多种。

早在 2011 年, 吉林省政府就确立了以辽源市的东丰县和
长春市双阳区为全省鹿茸产业发展的两大核心区, 东丰梅花
鹿产业园区, 辐射辽源、四平、通化、白山, 形成 4 大产业
基地, 构建四、辽、通、白产业带; 双阳梅花鹿产业园区,
辐射长春、吉林、延边地区, 形成 3 大产业基地, 构建长、
吉、图产业轴。通过"双核"驱动, 形成以两大产业园区为
核心、七大基地为支撑的梅花鹿产业格局。两个核心区东丰
县与双阳区, 均被誉为"中国梅花鹿之乡"。

东丰县位于吉林省西部, 与辽宁省西丰县西丰接壤, 是
"盛京围场"的另外一个核心区。东丰县自然环境优越, 养鹿
历史悠久, 在清朝光绪初年, 被列为养鹿官山, 开始人工驯
养梅花鹿, 至今已有 200 多年历史, 1947 年在东丰县诞生了
第一家国营鹿场, 第一个梅花鹿良种繁育基地, 这里诞生了
梅花鹿最优良的品种之一"东丰梅花鹿", 鹿茸产量高, 品质
好。目前东丰县的梅花鹿养殖量约 17 万只, 鹿茸产量超过 50
吨, 产值达 3 亿多元。

双阳区是吉林省乃至全国最大的梅花鹿产区, 梅花鹿饲
养量占到吉林省的一半左右, 目前的饲养量达到 26 万只以
上, 年产鹿茸 200 吨, 并且每年以 8% 的速度递增。2019 年,
全区各类鹿产品经销网点及企业 320 余家, 年交易鹿副产品
超 5000 吨, 销售额 18 亿元, 鹿业年产值达 22 亿元。"规模

宏大，品种优良，鹿科技含量高"是双阳区鹿茸产业的特点。双阳区的鹿乡小镇，被誉为"中国梅花鹿第一乡"。据了解，这个面积仅有 273 平方公里、人口仅为 5 万人的小镇，圈养着多达 12 万只梅花鹿。鹿乡镇还是东北地区乃至国内最大的梅花鹿鲜货交易中心。目前，鹿乡镇已经建成营业面积达 4 万平方米的鹿业批发交易市场，专业经销户近 200 户，年客流量超千万人次，年市场吞吐鲜鹿茸达 100 余吨，年交易额达 5 亿元。

吉林省的花鹿茸具有显著的产业优势，从饲养量来看，吉林省梅花鹿饲养量约为全国的一半，占东北三省的 80%，是全国最大的鹿茸产区。从种源资源来看，国家审定的梅花鹿共 9 个品种（系），吉林省拥有 7 个，分别是双阳梅花鹿、东丰梅花鹿、敖东梅花鹿、四平梅花鹿、东大梅花鹿、长白山品系梅花鹿和全国唯一的地方品种——吉林梅花鹿。"双阳梅花鹿"获国家科技进步一等奖，全国惟一一个品系"长白山梅花鹿"也出自吉林。因为具有遗传性能稳定、抗病性好、产茸量高等特点，吉林梅花鹿品种多年来一直享誉国内外市场，具有较强的核心竞争力。加之吉林省是国家生态省建设试点省，东部长白山林区不仅是中部平原、西部草原的天然生态屏障，而且也是物种基因保存良好的立体资源宝库，天然林和次生林储备了大量的阔叶类饲料资源。生态环境和气候条件非常适宜梅花鹿生长繁育。中西部粮食主产区是世界三大黄金玉米带之一，粮多、农副产品多，发展规模化养殖条件优越，而且大量的剩余劳动力和剩余劳动时间为发展家养梅花鹿产业提供了充足的人力资本。这些基础条件，进一步确立了吉林省在梅花鹿养殖这一产业的领先地位。

从科研人才队伍来看，吉林省集中了国内 90% 以上的梅花鹿产业科研人才，吉林省省内专门从事梅花鹿等特种经济动物养殖研究的科研院所、高等学校众多，科研实力雄厚，中国农业科学院特产研究所、吉林农业大学、长春中医药大学等多家科研院所、高等院校对鹿茸产业开发，关键技术研发，产品精深加工等实施了全产业链研究。

虽然从梅花鹿种源上讲，吉林省比辽宁省更具优势，但现实中辽宁省的鹿茸出口量却胜于吉林省，辽宁省鹿茸外贸环境要好于吉林省。目前，吉林省已经与新加坡合作建设了吉林（中国—新加坡）食品区。打造一个国际一流的安全健康食品示范区。拟围绕人参、鹿茸、林蛙等长白山特色资源规划建设集种（养）植、加工和贸易为一体的全产业链项目，通过新加坡方面的认证，梅花鹿鹿茸等产品将有希望便捷地进入东南亚、欧美市场。

（三）黑龙江鹿茸产业

黑龙江省的养鹿业起步较晚，1956 年，由当时的四家鹿场、250 余头梅花鹿开始的。经历 60 余年的发展，目前已经形成了稳定、健康发展的鹿产业。据不完全统计，目前黑龙江的养鹿企业、鹿场（户）在 350~400 家；养殖数量接近 8 万只；梅花鹿约 6.5 万余只，马鹿和杂交鹿约 1.5 万余只，饲养规模以中小型鹿场为主体。

黑龙江省属于寒温带－温带湿润－半湿润季风气候，森林、草地、湿地资源丰富，农作物秸秆资源多，加之黑龙江省盛产大豆、小麦、玉米、水稻等粮食作物，在自然气候条件、粗饲料资源、精饲料来源等方面为养鹿提供了独到的优势条件。尤其是黑龙江的高寒地区更加适合马鹿和杂交鹿的饲养。

黑龙江省的梅花鹿品质优良，多家纯繁群体无论在群体规模还是品质上，已经位居于全国一流：比如说兴凯湖梅花鹿品种，其独特的品质在国内仍久负盛名，这与吉林、辽宁的其他梅花鹿品种有所不同。兴凯湖梅花鹿是由乌苏里梅花鹿培育而来。乌苏里梅花鹿主要栖息在苏联远东地区，是苏联的"国宝"。1952年，苏联领导人将乌苏里梅花鹿作为礼物赠予中国。这些梅花鹿最后被转移到黑龙江兴凯湖地区放养，休养生息。从1976年开始，为了继承、提高乌苏里梅花鹿的种群优势，兴凯湖农场开始对乌苏里梅花鹿进行人工选育，自1976年开始到2003年，乌苏里梅花鹿共选育4代，最终形成了新品种——兴凯湖梅花鹿。2004年，经中国农业科学院审定，兴凯湖梅花鹿成为我国，也是世界第六个梅花鹿品种。

产业技术方面，黑龙江省的高校和科研单位，鹿产业科学基础研究实力很强，诸多科研、教学单位的专家学者都在基础研究上各有所长。在养鹿产业技术上从围绕养殖生产的基础研究到生产应用，均已取得良好的技术成果。比如，东北林业大学的鹿体外授精与绿色肉用马鹿育肥技术，达到国际先进水平；野生动物资源所对鹿各时期的营养需求进行系统研究，并进行了鹿颗粒饲料的试制；东北农业大学成功研制应用鹿的麻醉药。这些科研成果的取得解决了制约黑龙江省鹿产业发展的技术瓶颈问题，为鹿产业发展提供了有力的科技支撑。

二、内蒙古鹿茸产业

内蒙古的鹿茸产业规模相对于东北地区不占优势，约占国内养殖规模的 10%，养殖存栏量达 10 万余只，种类以马鹿和梅花鹿为主。从内蒙古东部的大兴安岭地区、赤峰到西部的包头均有鹿茸产区分布。

内蒙古赤峰市巴林左旗把马鹿产业作为旗四大主导产业之一，积极培植鹿产品产业项目，使马鹿产业从小到大，现全旗存栏马鹿 5600 只。全旗新割马鹿茸 5 吨，产值 1100 万元。自主繁育的乌兰坝马鹿"钻石一号"最大产茸量 23.5 公斤，创全国同龄同锯次马鹿产茸最高纪录。

"包头"在蒙语里意为"有鹿的地方"。自 2000 年起，内蒙古包头市先后引进了 100 多只经驯化的梅花鹿，放养在银河广场等公共场所供市民观赏。同时，种鹿繁育基地和鹿产品精深加工基地以"公司＋农户＋基地"的养鹿产业化模式，已在内蒙古中西部地区 8 个盟市及山西、河北、陕西、宁夏等周边地区推广，拥有合作养殖户 1062 户，鹿存栏总量达到了 21500 多只，构建起可持续发展的鹿产业新模式。

三、新疆鹿茸产业

新疆地域辽阔，是我国马鹿的重要分布区，分布范围广，野生马鹿资源储量丰富，栖息地环境多样，亚种分化繁多。分布有阿尔泰马鹿、天山马鹿、塔里木马鹿三个亚种。塔里木马鹿及天山马鹿是新疆特有亚种，主要分布在塔里木河及其支流沿岸，天山山脉。20 世纪 70 年代新疆野生马鹿总量约为 13.5 万只，丰富优良的野生马鹿资源为新疆养鹿业的发展创造了得天独厚的条件。

新疆养鹿业的发展源远流长，养鹿已有 300 年左右的历史，巴州地区在中华人民共和国成立前 200 多年间，牧民自发捕捉野生马鹿进行舍养或拴养，数量很少，没有发展成规模，也没有形成产业，饲养方法落后，饲料只是树叶或野草，鹿茸加工是埋在沙漠中，靠太阳照射加热沙子使鹿茸脱水干燥。中华人民共和国成立后，由于党和政府的重视才使国营和乡镇办鹿场发展较快。

1956 年新疆建立第一个鹿场规模饲养。20 世纪 50 年代，在野生鹿资源丰富的地区一些国有农场和乡镇集体，捕捉野生仔鹿进行驯养，白天野外放牧，晚上收圈补料（生茸期），生产水平低，发展速度慢，鹿茸平均单产不超过 1kg。20 世纪 80 年代，由于野生马鹿资源急剧减少，各地鹿场基本停止捕捉野生仔鹿饲养，推动了马鹿的自繁自养工作。进入20世纪90年代，由于国际市场马鹿茸价格继续上涨，充分调动了新疆全民、集体、个体养鹿积极性，各鹿场纷纷向东北学习养鹿和鹿产品加工技术，广泛开展技术交流，养鹿技术和饲养水平得到很大提高，鹿产品加工技术也提上议事日程，全疆十多家加工厂也先后建立起来。虽然20世纪90年代后期国际市场鹿茸价格下滑，但在产业结构高速和西部大开发的推动下，全疆养鹿业的发展势头仍然不减，现已成为全国最大的马鹿饲养基地，每年有数十吨马鹿茸出口，为支援国家建设和农民致富起到了重要作用。

目前，新疆已建立起3种马鹿的种源基地。其中，天山马鹿种源保护与繁育基地已把胚胎移植等技术运用到马鹿的繁育中，建立起鹿场标准化管理信息系统。利用胚胎移植技术，使新疆马鹿的品种改良大大缩短了时间，对优化马鹿品系结构，并有效地提高了新疆良种马鹿的繁殖速度及繁殖率，使珍贵的野生马鹿资源真正实现规模化。其次，通过规模化繁殖新疆马鹿良种，为全国鹿业发展提供优良的良种，促进产业更新发展，提高产业整体生产水平和经济效益。据了解，阿勒泰、昌吉、伊犁、巴州等地大大小小的马鹿养殖场星罗棋布，塔里木盆地已建成亚洲最大的马鹿养殖基地。

第二章 ／ 鹿茸之品

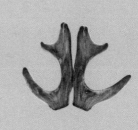

第一节
鹿的种类

鹿类动物在动物学分类上隶属于脊索动物门（Chordata）、脊椎动物亚门（Vertebrata）、哺乳纲（Mammalia）、真兽亚纲（Eutheria）、偶蹄目（Artiodactyla）、反刍亚目（Ruminantia）、鹿科（Cervidae）动物。目前多数分类学家认为，鹿科动物的共同特征是：眼眶下部有眶下腺，足有蹄腺，肝脏无胆囊。据 IUCN 红皮书的分类法，全世界共有 56 种鹿，除了獐子（Hydropotes inermis）的犄角已退化外，其余 55 种鹿都长着大小、形状不一的鹿角。

由于人类对野生鹿的大量捕杀，以及野生鹿生存环境的日益恶化，许多野生鹿种群迅速下降，鹿资源濒临枯竭，不同国家和地区的人们开始驯养鹿。世界鹿驯养种类与比例关系大约为驯鹿 63%、赤鹿 14%、梅花鹿 8%、马鹿 / 北美马鹿 6%、䴙鹿 6%、其他 3%。由于地域和习俗的不同，基于鹿的经济价值、营养价值以及生态价值等需求，其养鹿的目的大致分为肉 / 奶用鹿、茸 / 药用鹿、观赏鹿三大类。

我国鹿资源和物种十分丰富，共有鹿科动物獐、毛冠鹿、黄鹿、黑鹿、赤鹿、菲氏鹿、豚鹿、梅花鹿、马鹿、白唇鹿、水鹿、坡鹿、麋鹿、驯鹿、驼鹿和狍 9 属 16 种，属于世界鹿类资源最丰富的国家之一。我国鹿养殖历史悠久，养殖鹿以茸用鹿为主，主要是梅花鹿，大约占全国养鹿数量的 75%，其次是马鹿、白唇鹿、水鹿等有茸用价值的鹿，也有茸肉用型的杂交鹿，但是因为鹿茸和鹿源中药材价格较高的原因，我国并没有发展出单纯生产鹿肉的品种和养殖企业，茸、肉兼用也是以生产鹿茸为最主要目的。其他驼鹿、驯鹿、坡鹿等大中型鹿种和獐、狍、麂等小型鹿种也多有人工驯养，但大都未形成商业性规模。

由于我国人口多、耕地少、资源不够丰富，适宜养鹿取茸，我国养鹿方式以圈养为主，只有少部分放牧饲养、围栏半数放饲养和系养。因为圈养鹿相对用地少、劳力多，能对鹿进行精心喂养和细致观察，所以我国鹿茸的大小、老嫩比较一致，在国内外市场较受欢迎，而西方养鹿方式主要是围栏半散放为主，比较粗放。

一、优良品种，品质之源

《中华人民共和国药典》（以下简称《中国药典》）（2020 年版）规定，鹿茸为鹿科动物梅花鹿（*Cervus nippon* Temminck）或马鹿（*Cervus elaphus* Linnaeus）的雄鹿未骨化密生茸毛的幼角。前者习称"花鹿茸"，后者习称"马鹿茸"。夏、秋二季锯取鹿茸，经加工后，阴干或烘干。我国的鹿茸产地主要集中在北方，尤其是东北三省、内蒙古和新疆。其中吉林省是全国乃至全世界梅花鹿养殖量最大的省份。马鹿主要分布在新疆，其次是内蒙古、甘肃、辽宁等地，新疆塔里木是目前我国马鹿发展前景最好的地区。

（一）梅花鹿

梅花鹿（*Cervus nippon* Temminck）——鹿科（*Cervidae*）。

梅花鹿（图2-1），别名花鹿，体型中等，体长1.5m左右。眶下腺明显，耳大直立，颈及四肢细长，尾短。主蹄狭尖，侧蹄小，臀部有明显的白色臀斑。雌鹿无角。雄鹿角生长完时有4~5叉，眉叉（第1枝）斜向前伸与主干成钝角；第二枝与眉叉较远，主干末端再分二小枝。冬毛栗褐色，白斑不显，毛尖沙黄色。夏毛薄、红棕色，白斑显著。有脊背两侧排列成纵行。腹面白色。

其栖于混交林、山地草原、林缘附近。以青草、树叶、苔藓等为食。分布于东北、华北、华东、华南等地。目前野生者较少。

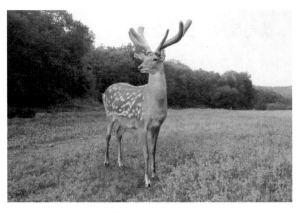

图2-1　梅花鹿

[梅花鹿品种]

现在饲养最多的是东北梅花鹿。依地域、体形外貌、生产能力又分为双阳、东丰、伊通、龙潭山、抚松五个类型群，为获得高产、繁殖率高、利用年限长的鹿种，我国养鹿工作者经过长期的育种工作，已培育成功多个双阳梅花鹿品种、西丰梅花鹿品种、兴凯湖梅花鹿品种、长白山梅花鹿品系等人工选育的品种、品系。

1. 双阳梅花鹿

本品种是以双阳三鹿场为核心，采用大群闭锁繁育的方法，历经 21 年（1965—1986 年），于 1986 年通过品种鉴定，定名为双阳梅花鹿。双阳梅花鹿是中国也是世界首次育成的第一个鹿类动物培育品种，具有高产、优质、早熟、耐粗饲、遗传性稳定、繁殖成活率高等优良性状，其茸枝头大、质地松嫩、有效成分含量高，在国内外享有很高声誉。

其体形中等，四肢较短，胸部宽深，腹围较大，背腰平直，尾长臀圆，全身结构结实紧凑，头呈楔形，轮廓清晰。公母鹿夏毛色为棕红色或棕黄色，梅花斑点大而稀疏，背线不明显，臀斑边缘生有黑色毛圈，内生洁白长毛，略呈方形。喉斑较小，腹下和四肢内侧被毛较长，呈灰白色。冬毛密且长，呈灰褐色，梅花斑点隐约可见。公鹿体躯长方形，额宽平，角基粗壮，向上方伸展，主干弯曲度小，茸质松嫩。成年公鹿体高 106cm，体长 108cm，体重 100~150kg，4.5 岁达到体成熟；母鹿后躯发达，头清秀，成年母鹿体高91cm，体长98cm，体重68~81kg，3.5岁达到体成熟。

由于双阳梅花鹿育种是通过地方类型选育的途径，长期大群闭锁繁育的方法，又以鹿茸高产作为选种的主要条件，因此双阳梅花鹿的产茸性状有较高的遗传稳定性。双阳梅花鹿与其他类型梅花鹿进行杂交，杂交一代鹿初角茸和2岁鹿鹿茸平均产量均较原场同龄鹿平均单产有明显提高。

2. 四平梅花鹿

本品种是由吉林省四平市种鹿场历经28年（1973—2001年）培育成功的新品种，于2001年通过品种鉴定。四平梅花鹿具有鲜茸重性状和茸形典型特征遗传性稳定，鹿茸优质率高，母鹿繁殖力高，生产利用年限长，驯化程度高，适应性和抗病性强等突出特点。目前主要饲养于吉林省四平市及其周围县区，存栏约4.8万只。

其体质紧凑结实；面颊稍长，额部较宽；眼大明亮有神；公鹿颈短粗，无肩峰，胸宽深，腹围大，背腰平直，臀圆丰满；角柄端正，角基距5~6cm；茸主干粗短，嘴头粗壮上冲，呈元宝形，茸皮色泽光艳，呈红黄色。母鹿体型清秀，颈背侧有明显的黑线，后躯发达，乳房发育良好。公母鹿夏毛多为赤红色，少数为橘黄色，花斑明显整洁，背线清晰；喉斑明显，多呈白色；臀斑明显，在周围有黑色毛圈。体型比其他梅花鹿品种略小。成年公鹿体高102cm，体长100cm，体重130kg；成年母体高的89cm，体长94cm，体重80kg。

3. 东丰梅花鹿

培育过程与其他梅花鹿品种相同，体重体尺、遗传特性与其他梅花鹿品种相近，具有适应性强、生产能力高、产品质量好等优点，主要分布在吉林省东丰县。

其体型较小，体躯较短。整体结构紧凑，四肢健壮，在背脊两旁和体侧下缘镶嵌有许多排列有序的白色斑点，状似梅花，在阳光下还会发出绚丽的光泽，背部有黑色条纹，体态优美。夏季被毛呈米黄色，花斑稀疏、较大，背线不明显。尤其是整个茸体粗壮上冲，茸形呈典型的三圆，也就是根部是圆的，整个挺是圆的，最顶端也是圆的，并且呈元宝状，而且整个鹿茸上的绒毛都很细，茸身呈红色，也就是行家们说的细毛红地。

4. 敖东梅花鹿

本品种由吉林省敖东药业集团股份有限公司鹿场经过多年科学培育，于2001年通过品种鉴定，多分布于吉林省东部山区，目前养殖数量4000余只。

其体形中等，体质结实；体躯粗圆，胸宽深，腹围大，背腰平直，臀丰满，无肩峰，四肢较短；头方正，额宽平，颈粗短；公鹿角基距较宽，角基围中等，角柄低而向外倾斜。夏毛多呈浅赤褐色，梅花斑点大小适中，臀斑明显，背线和喉斑不明显；冬毛密长，呈灰褐色，梅花斑点不明显，颈毛发达，呈深褐色；茸主干较圆，粗细上下匀称，稍微有弯曲，嘴头较肥大，眉枝短而较粗，茸毛纯正，细毛红地。成年公鹿体高104cm，体长105cm，体重115~135kg；成年母鹿体高91cm，体长94cm，体重678kg。

5. 西丰梅花鹿

本品种是以西丰县育才鹿场为核心，在原西丰梅花鹿地方品种的基础上选育而成的，历经21年（1974—1995年）选育，于1995年11月通过辽宁省鉴定，2010年5月，通过国家品种资源委员会审定，被列入《中国畜禽遗传资源志》。其成品茸平均单产达1.25kg。现主要分布于辽宁省西丰县境内，部分鹿只已被引种到全国各地。

其体型中等，有肩峰，裆宽，胸、腹围大，腹部略下垂，背宽平，臀圆，尾较长，四肢较短而粗壮；头方额宽，眼大，短嘴巴，大嘴叉；母鹿具有明显的黑眼圈，黑嘴巴，黑鼻梁特征。公鹿角基周正，角基间距宽，角基较细略高，茸主干和嘴头部分粗壮肥大，大部分鹿的眉枝较短；眉间距很大，茸毛杏黄色；耳较小；夏毛多呈浅橘黄色，少数鹿的被毛橘红色，背线不明显，花斑大而鲜艳，四肢内侧和腹下被毛均呈乳黄色；公鹿冬毛有灰褐色鬃毛。

6. 兴凯湖梅花鹿

本品种主要饲养在黑龙江省最大的梅花鹿饲养场——兴凯湖养鹿场，有俄罗斯梅花鹿血统，是在乌苏里梅花鹿的基础上，经过多年驯化、4个世代系统选择培育而成，其驯化程度高，属于森林湿地草原地区放牧型品种，具有体型大、体质健壮；早熟、生产利用年限长；茸型好、茸优质率高；驯化程度深；繁殖成活率和育成率高且稳；鹿的死亡率低；种用价值高；特耐粗饲、适应性强等突出优良性能。2003年经过品种鉴定，目前存栏数约1500只。

与其他品种梅花鹿比较，具有体躯高大、骨骼坚实、肌肉丰满、四肢强健发达等特点。其显著特征是：头方正，额宽平，角柄粗圆端正，颈部粗壮，胸部宽厚，臀部肌肉丰满。成年公鹿平均体重135kg。毛色鲜艳，夏季被毛呈棕红色，冬季被毛呈浅棕色。体侧梅花斑点大而清晰，部分梅花鹿有明显的黄色背线，臀斑呈桃形。

7. 长白山梅花鹿品系

长白山梅花鹿是在抚松型梅花鹿基础上，采用个体表型选择，单公群母配种和闭锁育种等方法，经过18年培育而成的茸用梅花鹿新品系。

长白山梅花鹿体型中等，结构匀称，明显地呈矮粗型。夏毛桔红色，花斑大小适中，近腹部花斑大而密，无背线。冬毛密厚灰褐色，花斑不明显。

（二）马鹿

马鹿（*Cervus elaphus* Linnaeus）——鹿科（*Cervidae*）。

马鹿（图2-2），别名八叉鹿、黄臀赤鹿，体型较大。体长2m多，体重超200kg，肩高约1m。有眶下腺，腺孔呈裂缝状。耳大呈圆锥形。颈长，约占体长1/3，颈下被毛较长，两侧蹄较长。尾短。雌鹿无角，雄鹿有角，眉叉斜向前伸，与主干几成直角。第二叉起点靠近眉叉，这是与梅花鹿不同

之处，二叉与三叉距离较远。角尖光滑，余则粗糙，角基有
一小圈瘤状突起。冬毛灰褐色，体侧、腹毛呈灰棕色，四肢
外侧棕色，内侧较浅。夏毛赤褐色。

其栖息于较大的混交林或高山森林草原，以杂草、嫩树
枝等为食。分布于内蒙古及东北、西北地区，新疆是马鹿的
故乡。

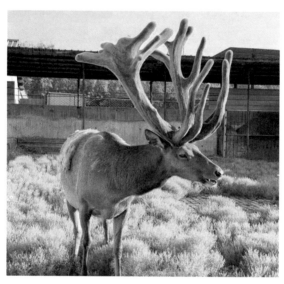

图2-2　马鹿

[马鹿品种]

1. 东北马鹿

东北马鹿是人们对我国东北及内蒙古自治区捕获的野生
马鹿人工驯养、繁育的后代及目前在黑龙江、吉林、内蒙古

自治区东部分布的野生马鹿的统称。

其体型较大，属大型茸用鹿，成年公鹿肩高130~140cm，体长125~135cm，体重230~320kg；成年母鹿肩高115~130cm，体长118~123cm，体重160~200kg。东北马鹿眶下腺发达，泪窝明显，四肢较长，后肢及蹄部较发达，利于东北马鹿奔跑、弹跳。夏季东北马鹿毛发呈红棕色或栗色，冬季则换成灰褐色、浓厚的冬毛，臀斑边缘整齐、界限分明、颜色夏深（棕色）冬浅（黄色）。相对于其较大的体型，其尾扁平且短，尾端钝圆，尾毛短、色同臀斑，多数鹿只具有明显的黑色背线。仔鹿初生时体两侧有白色斑点，除体型较梅花鹿仔鹿高大外，与梅花鹿差异不明显，但随着生长发育仔马鹿身上白斑渐渐消失。

因其遗传稳定且适应性强、耐粗饲、鹿茸产量高、品质优秀，所以在茸鹿育种工作中作为母本与双阳梅花鹿或天山马鹿杂交，其杂种优势显著。

2. 天山马鹿

天山马鹿是人们对我国新疆天山山脉野生马鹿及捕获的野生马鹿人工驯养、繁育的后代的统称。野生天山马鹿主要分布在天山山脉，目前不足万头，属国家二类保护动物；人工驯化家养的天山马鹿主产区在新疆巴音布鲁克大草原，伊犁哈萨克自治州察布查尔锡伯自治县、伊宁市、伊宁县，另在昭苏、特克斯、巩留等县有少量的分布。与东北马鹿相比，天山马鹿更加温驯，耐粗饲、适应能力也更强。

其体型较大，属大型茸用鹿，成年公鹿肩高 130~140cm，体长 130~150cm，体重 240~330kg；成年母鹿肩高 120~125cm，体长 130~140cm，体重 160~200kg。天山马鹿体粗壮、胸深、胸（腹）围较大、额宽头大、泪窝明显，四肢强健。夏毛深灰色，冬季则换成浅灰色、浓厚的冬毛，颈部鬐毛、鬣毛长而浓密。在颈部和背部有色泽深浅不一灰黑色区域分布，臀斑呈白色或浅黄色近菱形。天山马鹿仔鹿初生时体两侧也有与梅花鹿相近的白色斑点，但随着生长发育仔鹿身上白斑渐渐消失。

茸型粗大，肥嫩，茸毛密长，多为灰色或灰黑色，属典型的"青毛茸"，与东北马鹿相比，天山马鹿鹿茸产量更高。天山马鹿茸多为双门桩，但在头锯、二锯时仅有一个眉枝的单门桩鹿茸比例较高，天山马鹿鹿角多为 7~8 杈，主干、眉枝、嘴头均很粗壮，眉枝距角基较近并向前弯伸；此外，与东北马鹿茸相比天山马鹿四岔鹿茸嘴头粗长，茸型不规则的掌状和铲形的比例更高。

在体型、鹿茸产量等方面遗传稳定，实践表明完全可以通过个体表型选择种鹿的产茸性状，并对其后代产茸量进行估测。因其产量高、品质优良，耐粗饲等特点，在马鹿育种和杂交育种工作中，常被用作关键性血缘，目前国内有多地已经引进天山马鹿进行适应性养殖和繁育工作。

3. 塔里木马鹿

塔里木马鹿又称叶尔羌马鹿，俗称塔河马鹿、南疆马鹿、南疆小白鹿等，养殖区域主要集中在新疆的南疆地区的博斯腾湖沿岸、孔雀河和塔里木河流域，已经由新疆生产建设兵团农二师培育成为"塔里木马鹿"品种，属体型较小的马鹿品种。

塔里木马鹿成年公鹿体高 116~138cm，体长 118~138cm，体重 232~280kg；成年母鹿体高 108~125cm，体长 112~132cm，体重 195~221kg。其体型紧凑结实，头清秀，鼻梁微突，眼大机警，眼虹膜黑色，耳尖，肩峰明显。夏季塔里木马鹿毛发呈沙褐色，冬季则换成沙灰色或灰白色臀斑灰白色，周围有黑色边界。长有明显的黑色背线。

多收三岔茸，茸型圆润粗壮、嘴头肥大、质地肥嫩，茸型规则，茸毛呈灰褐色、较短。

因原生地环境特殊，形成了其高度特化的特点，这些特点能够稳定遗传，有的利于生产，有的却形成新的问题。例如：在原产地塔里木马纯繁育种价值较高，但是引种到外后适应性差，抗病力弱，所以纯繁的意义不大。但是应用塔里木马鹿公鹿与东北梅花鹿杂交，能够获得较明显的杂种优势，在新疆应用塔里木马鹿与天山马鹿杂交，后代生产性能更高，经济效益显著。

4. 清原马鹿

清原马鹿又称为天山马鹿清原品系，是天山马鹿引入辽宁清原县后，经过 30 年（1972—2002 年）连续 4 个阶段的系统选育，于 2002 年 12 月通过国家畜禽品种审定委员会鉴定的马鹿品种，该品种具有体型大、体质结实、鹿茸肥大等特点。其主要经济技术指标达到国际领先水平，并被列入国际上畜牧业 520 多个畜禽品种之一。

其体型较原产地大，成年公鹿肩高 145cm，体重 220~340kg；成年母鹿肩高 145cm，体重 170~250kg；公仔鹿平均初生重 16.2kg；母仔鹿平均初生重 13.5kg。清原马鹿体质结实，结构紧凑，体躯粗圆，较长，背腰平直，四肢粗壮。公鹿额宽，角基距宽，角柄周正。公、母鹿的夏毛，背侧、体侧为棕灰色，头部、颈部和四肢呈明显的深灰色，颈上和背上有明显的黑色背线。成年公鹿的臀斑为浅橘黄色，成年母鹿的臀斑为黄白色，臀斑周缘呈黑褐色。冬季颈毛发达，有较长的黑灰色鬃毛。

其茸型粗大，肥嫩，茸毛密长，多为灰黑色，产茸量居国内外之首。

二、规范养殖，品质之根

中华人民共和国成立后的养鹿业是从 1952 年在吉林市龙潭山建立第一个国营专业鹿场开始的。改革开放以来，我国大力发展了家庭养殖业，药用动物的养殖也得到了快速发展，因而形成了一大批具有规模的药用动物养殖场及专业户，养鹿产业已经逐步走向专业化、系统化、规模化、科学化，而且随着科技投入的增多，鹿的品质及其生产力——公鹿的鹿茸平均单产和母鹿的繁殖成活率逐渐提高。同时，在鹿的品种选育、繁殖育种、鹿病防治、产品加工、饲料营养、环境控制、群体驯养等研究方面取得了明显进展，在世界养鹿行业中也处于领先地位，为鹿茸的开发利用提供了丰富的资源。

驯养鹿的技术环节较多，根据鹿的生长习性、地理环境、植被、气候、水源、季节等条件，对不同年龄、不同种群的茸鹿进行合理的饲养管理。鹿的饲养是否科学、合理，是事关养鹿成功的大事。应符合其生物学特性和生理特点，在饲料、饲养管理、育种繁殖等关键技术上进行科学管理，使其发挥最大的遗传潜力，以达到预期的经济效果。

（一）鹿场的选择与建立

1. 鹿场的选择

圈舍是鹿只日常生产管理的基础，场址最好选在地势较高且干燥、通风、采光好的南向斜坡。远离居民区，交通运输方便且距离交通要道不小于300m。要有清洁、丰富的水源，周边有充足的饲料源。建场前需充分了解周边疫情，不要在饲养过反刍动物的旧址建立新场。保证无传染病和寄生虫病发生，以免危害鹿群健康。鹿圈的围墙高3m，圈内要铺砖石或水泥地面搭盖遮荫避雨的鹿舍（图2-3），舍内要配投食槽、水槽，有宽敞的运动场，形成良好的生活环境。圈舍坡度小于5°，类型根据实际情况设计，分为棚舍和运动场。墙壁多采用砖墙，设有后门，以方便鹿只的调拨。棚顶一般为单坡式。圈舍不能过小，否则会导致鹿只运动量不足，采食量下降，受气鹿和病弱鹿会增多，一旦出现传染病，极易造成交叉感染。设置小圈或隔圈，可将病鹿或受气鹿等拨入单独饲养。母鹿圈应设立仔鹿栅栏，内铺干树叶，以供产仔母鹿和仔鹿休息。仔鹿栏内设有临时的饲槽和水槽，以方便仔鹿采食。设置吊圈，以方便收茸及鹿只的运输。

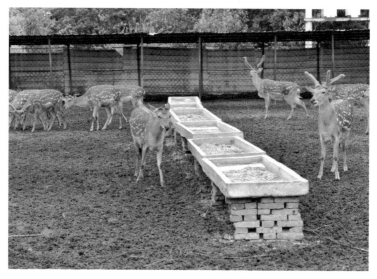

图 2-3　鹿舍

2. 鹿群的布局

茸鹿的组群及布局应按其不同的品种、性别、年龄及健康状况分别进行合理的组和布局，绝对不允许不分大小、公母、品种在一起混养。放牧应根据鹿的年龄、性别，分为四个群体，每一个群体大约 150 只，每群之间最好距500~1000m 为宜。应将公鹿安排在鹿场的上风头圈，以防配种期公鹿嗅到母鹿发情气味加剧其争偶从而造成伤亡事故。

妊娠产仔母鹿应安排在场内较安静的圈舍，仔鹿安排在靠近场部或队部的圈舍，以利于仔鹿的管理及驯化。

3. 卫生

应坚持每天打扫圈舍内的粪便、饲料残留物以保持圈舍卫生。但是在冬季为了保暖，圈舍内的粪便可适当保留，但应做到经常消毒圈舍。

（二）种鹿的选择

选种的实质就是"选优去劣、优中选优"的过程。种鹿的选择，是从品质优良的个体中精选出最优个体，即"优中选优"，而对种鹿进行严格的普查鉴定、评定等级，同时及时淘汰劣等，则又是"选优去劣"的过程。

1. 种公鹿的选择

公鹿是鹿茸产品的直接生产者，它的优劣对后代有着重要的影响，因此必须特别注意公鹿的选择。评定公鹿的种用价值，应根据稳定的遗传性、生产能力、年龄、体质外貌等方面的表现综合考虑。

（1）遗传性

选择双亲生产能力高、体质强健、体形优美、耐粗饲、适应性强、抗病力强、遗传力强的后代作为种用，结合对种公鹿的后代进行考核，掌握其遗传性能，以利于充分发挥优良种鹿种用价值，扩大优质高产的育种群。

（2）生产能力

公鹿的鹿茸产量、茸形角向、茸皮光泽毛地及产肉量等，都应作为选择种公鹿的重要条件。鹿场应依据本场鹿种的特征特性、类群的生产水平和公鹿头数，从鹿群中选择高产茸质量好的公鹿作为种用公鹿。种公鹿的产茸量应比本场同年龄公鹿的平均单产量高 20%~35%。

（3）年龄

以 3~7 岁的成年公鹿群作为选种的主要基础，经过系统选择后裔鉴定选出的优良种公鹿，在不影响其本身健康和茸产量的前提下，应尽量利用其配种效能，以获得更多的优良后代。一般可适当延长配种利用年限 1~2 年。

（4）体质与外貌

种公鹿必须具有本品种的典型特征和明显的雄性，表现为精力充沛、强壮雄悍、性欲旺盛。

2. 种母鹿的选择

母鹿的好坏对后代生产性能的影响是不可低估的，因此在选择种公鹿的同时，不可轻视种母鹿的选择。选择好母鹿对于增加鹿群数量、提高繁殖力和鹿群质量、提高后代的生产性能都是至关重要的。种母鹿的选择主要从以下几个方面综合考虑。①年龄方面：选择 4~9 岁的壮龄母鹿做种母鹿。②体质方面：理想的母鹿应体质结实、健康，营养良好，具有良好的繁殖体况。③繁殖力方面：良好的母鹿还应性情温顺，母性强，发情、排卵、妊娠和分娩功能正常，泌乳量大，繁殖力高，无难产或流产。④外貌形态方面：应该外形优美，结构匀称，品种特征明显，躯体宽深，身躯发达；腰角及荐部宽，乳房和乳头发育良好，位置端正，四肢粗壮，皮肤紧凑，被毛光亮，后躯发达。

3. 后备种鹿的选择

在繁殖育种上，后备种鹿必须来自生长发育、生产力良好的公母鹿的后代中选择：外部形态，优良的种用后备鹿应体态端正、结构匀称、四肢粗壮、皮肤紧凑、被毛光亮、后躯发达；生长发育方面，应选择生长发育快、健康、活泼好动、反应敏锐、抗病力和适应性强的后备鹿；茸的长势方面，仔公鹿出生后第二年就开始生长出初角茸，且茸形好，长势迅猛，角柄粗短；生殖器官方面，公母鹿的生殖器官发育正常，母鹿的乳房和乳头发育良好，位置端正，公鹿的睾丸左右对称，大小一致。

（三）鹿的标记

鹿的标记（图 2-4）就是给每一只鹿编号，目的在于辨认区分。这样对鹿的育种和生产性能的提高十分重要，且有利于生产管理和档案记录。现在有两种标记鹿的方法：一种是卡耳法，即是在鹿的两耳不同部位卡成豁口，然后将每个豁口所代表的数字加起来，即是该鹿的耳号。这种方法是借鉴国际上猪的卡耳号法，依规律，左耳代表的数字大，右耳代表的数字小，且是对称的大小关系。具体而言，耳上缘每卡一个豁口为 10，左耳下缘每卡一个豁口为 30，耳尖一个豁口为 200，廓中间卡一个豁口为 800，而右耳相对应部位的一个豁口即代表 1、3、100、400。另一种是标牌法，即是用特制工具将特制的标牌卡在鹿的耳下缘，然后用特制笔在牌上出所需要的鹿号，永久不褪色。一般给鹿卡耳号和标牌应在仔鹿产后第 3 天进行。

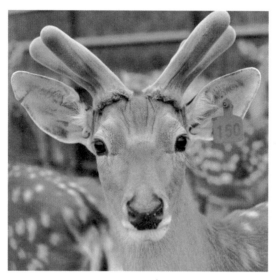

图 2-4　鹿的标记

（四）鹿的饲养

养鹿的一般原则是"四定一慢一经常"。即定时、定量、定质、定群，更换饲料要缓慢、逐渐进行，经常防疫消毒。

"定时"是每天每顿饲喂精粗饲料的时间要固定，不能说早就早，说晚就晚。定时饲喂是给鹿建立一个良好的条件反射，饲喂时鹿有食欲，分泌消化液。如果打乱饲喂时间会影响消化和健康。"定量"是每顿饲喂的精粗料量要恒定，不能忽多忽少，特别是不能突然增多精料，否则会引起鹿胃肠功能紊乱，鹿会生病。"定群"是饲养员不能频繁更换，因为饲养员对鹿熟悉，鹿的微小变化他都知道。一般来说在假期鹿易出现问题，原因是替班人员对鹿不熟和不精心造成的。"定质"是饲料质量要好，不喂发霉、腐败、冰冻饲料。"一慢"是更换饲料品种和增减饲料量要缓慢逐渐进行。突然改变会使鹿胃微生物群发生变化，引起胃肠病。"一经常"是经常地防疫消毒，做到预防为主。

（五）鹿的配种

鹿的配种与其他动物不同：一是发情集中在 9 月下旬到 11 月上旬，只有 2~3 个发情周期；二是鹿不让人接近，观察发情（发情鉴定）不如其他家畜方便；三是鹿的妊娠诊断技术尚不成熟。所以鹿配种既有一定技术，也有一定难度。

1. 配种准备

首先是母鹿、仔鹿要适时断乳分群。不论是一次性断乳分群，还是分批断乳分群，都应当在 8 月 25 日前结束，不然会影响母鹿发情或第二年产晚仔，造成恶性循环。其次做好母鹿营养调整。因母鹿经过哺乳期，膘情普遍下降。好在母鹿断乳分群之时正是初秋，青绿饲料多。所以要尽量给母鹿营养丰富的青绿饲料，最好喂给胡萝卜、大麦芽，使母鹿恢复到中上等膘情，即所谓配种体况。再次是调整鹿群。淘汰老弱残病鹿，将年轻、体壮、膘情中等偏上、后代好符合选种方向的母鹿组成核心群。当然也要做好配种计划，落实人员，准备好配种记录，做好圈舍维修和消毒工作等。

2. 要选好种公鹿

一定要用最优秀的，也就是特级或1级种公鹿配种。好的种公鹿，除体形、膘情和性欲好之外，主要是茸型好，茸要粗、大、嫩。4锯以上花公鹿，三岔茸鲜重不低于3.5kg；4锯以上马鹿四岔茸鲜重不低于7.5kg。不少养鹿户用花三岔茸鲜重不足2kg、马四岔茸鲜重不足4kg的鹿作种公鹿配种，这样的鹿群产量肯定不会高，生产效益也不会好。

3. 做好选配

要根据生产能力、亲缘关系、遗传力等，科学地选择互相交配的公母鹿，防止退化和繁殖出不理想的后代。选配的简单做法是用最优秀的公鹿配核心群的母鹿。一般的母鹿也要用好公鹿配种。对于有缺欠的母鹿，如短腿、凹腰、狭胸等要采用异质选配的方法，以免母鹿的缺欠在后代中表现出来。现在个体养鹿户，就十几、二十几只母鹿，公鹿质量不高，基本是胡乱交配，鹿崽产了，但鹿茸肯定不会高产，这种交配方式应当改进。

4. 配种方法

现在普遍实行单公群母或试情配种方法。过去的多公配多母方法由于谱系不清，鹿有伤亡等已不再采用。

单公群母法 单公群母法是用一只公鹿配15~18只母鹿。其中有一配到底和中间替换种公鹿两种形式。一配到底法优点是谱系清楚。只要公鹿性欲好，精液品质好，受胎率会在95%以上。有些鹿场采取5~7天换

1 次种公鹿的方法，优点是公鹿得到休息，不足是后代系谱不太清楚，并且太麻烦，换下的公鹿需单圈饲养，也不方便。单公群母法要注意观察，发现公鹿配种能力弱，要立即更换。

试情配种法

试情配种法是用一只试情公鹿每天早 5 点至晚 4 点放在母鹿群内试情，有接受爬跨的母鹿就是发情，将其拨到种鹿圈内配种，每次放至没有发情母鹿时结束。优点：一是谱系清楚；二是提高种公鹿利用率。平时一只种公鹿能配 15~18 只母鹿，试情配种能配 30~40 只，配种率提高一倍，缺点是麻烦。

试情公鹿可在生产群选择年轻体壮，性欲旺盛（睾丸大）的公鹿。试情方法：一是把试情公鹿放在母鹿群内，严加看管，发现爬跨马上将母鹿拨出；二是用输精管结扎的公鹿试情；三是用戴试情布的公鹿试情；四是用阴茎移位的公鹿试情。

配种于 11 月 15 日结束，将公母鹿分开。拨出的种公鹿应单独组群，加强看管和饲养，防止斗殴伤亡。因母公鹿饲料、饲养管理有所不同，养在一起对公母鹿都不利；再是有漏配的母鹿仍然会发情受孕，产晚崽或 9、10 月份产仔，仔鹿很难成活。

第二节
鹿茸的收集

适时采收鹿茸是养鹿场（户）生产过程中的重要环节，直接影响鹿生产中的经济效益。根据收茸的规格要求不同，采收的鹿茸有梅花的二杠茸、三岔茸的砍头茸和锯茸，马鹿的三岔茸、四岔茸的砍头茸和锯茸。根据收茸时采用保定方法不同，可分为机械保定、药物保定（机械和药物相结合保定法实际应用较少）。

（一）收茸前的准备工作

1. 人员准备

收茸前做好人员准备工作，专业养鹿场一般由领导、技术员、有经验的加工人员等共同组成收茸、验茸小组。每天有组织地检查场内鹿茸生长情况，对收茸时机做到心中有数，以便适时收茸。

2. 设备、物品准备

采用机械保定法收茸的场（户）要对场内的半自动夹板式保定器（吊圈）进行全面检修，使之处于正常工作状态。准备好锯茸锯、麻醉药、止血药、加工鹿茸所需设备，要做好鹿茸加工人员的技术培训工作。

3. 掌握收茸准确时机

收茸规格要根据市场需求信息决定，同时又要考虑茸产量，二杠茸价格贵，但产量低；三岔茸虽价格低于二杠茸，但产量高，故收茸时在考虑市场需求的同时要综合考虑鹿茸的长势和产量，决定收二杠茸还是收三岔茸。

梅花鹿 3~4 岁进入正常产茸期，应以收二杠茸为主；二锯时一般收二杠茸，但如果梅花鹿头锯可产鲜重 500g 以上的二杠茸时，二锯可以考虑收三岔茸。三锯以上的公鹿主要以收三岔茸为主。

马鹿一般不收马莲花茸（相当于梅花鹿二杠），主要收三岔茸，个别茸生长得好，长势旺盛的茸可以考虑收四岔茸。收茸时，注意观察茸的嘴头和茸根情况，如果茸的嘴头粗壮肥嫩，长势旺盛且茸根不呈现黄瓜钉、癞瓜皮形态，可以考虑收大嘴头茸，相反则应收小嘴头茸。

（二）鹿的保定

鹿的保定方法主要是机械保定、药物保定，而机械保定和药物保定相结合方法在现场实际收茸时应用并不多。

1. 机械保定

机械保定的主要器械是半自动夹板式保定器（吊圈），与圈舍和保定器相通的通道构成，通道有多个挡门，有圆盘式转门，当把鹿拨入通道时，可通过这些结构把待锯茸的鹿推入保定器给予保定。这些工作要由多人共同完成。

2. 药物保定

药物保定（图 2-5）方法主要是采用麻醉药将鹿麻醉，使待锯茸鹿处于昏迷状态，达到保定的目的，在药物保定锯茸过程中常用的麻醉药主要有两种，即氯化琥珀酰胆碱和眠乃宁。

氯化琥珀酰胆碱的使用在国外开始于 20 世纪 50 年代中期，由于该药有效制动量与中毒剂量极相近，容易发生中毒，造成麻醉过程中出现鹿死亡的情况，已逐渐被其他药物所取代。眠乃宁是由中国人民解放军军事医学科学院军事兽医研究所等单位联合研制的一种鹿科动物特效制动剂（梅花 1.5~2.0ml/100kg、马鹿 1.2~1.5ml/100kg），麻醉速度快。同时有对抗的解药苏醒灵 4 号，广泛用于鹿的锯茸、运输、疾病处理、助产等多方面的保定，其应用范围广、安全、易于使用，得到国内养鹿界的普遍认可，给药途径可用麻醉枪、长杆装甲注射器及吹管枪等器具。使用药物保定应注意如下事项。

（1）要严格药量，尤其是氯琥珀胆碱药物，量稍大就应使鹿致死。

（2）用药前后不要过度地驱赶鹿只，以免加剧药物的吸收发生中毒。

（3）由于该法所用的药物都是肌松剂，相应对血管的平滑肌也有松弛作用，所以锯茸失血较多，必须充分止血，且随时观察锯茸后鹿的出血情况。

（4）该药作用剧烈，严禁误用于人体。该药为化学保定剂，应严格管理并由专业人员使用，并注意防盗及非法作案。

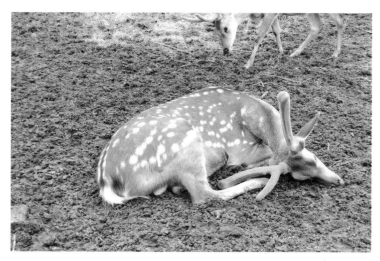

图 2-5 鹿的药物保定

（三）锯茸技术

1. 锯茸时间

因整个收茸季节处于盛夏，在头天傍晚验完欲采收的基础上，于次日清晨早饲前锯茸，此时鹿空腹，环境安静，便于锯茸鹿的恢复和锯后鹿茸的加工防腐干燥处理。

2. 锯茸部位

鹿保定后，用特制的茸锯在珍珠盘上侧 1.5~2cm 处下锯，锯口平面与珍珠盘平行，切勿损伤角基，以免生茸基础破坏。锯下的鹿茸经过称重和登记后送加工室加工处理。

3. 止血

常用止血药为：①七厘散、氯化锌各半，混合均匀研成粉末备用。②七厘散、黄土炒干后研成粉末备用。

止血方法：将止血药均匀地倒在厚纸片上，当锯茸后，手托厚纸片把药扣于锯口后用手捻压药物均匀地涂在锯口上即可。个别鹿出血严重时，可将止血药在锯口捻压均匀后，将小塑料布覆盖锯口用草绳结扎于角基止血，24 小时内将塑料布和细草绳取下，防止时间过长导致角基坏死失去生茸能力。锯茸结束后，通过机械保定法保定的鹿，放开保定器，让鹿放出。氯化琥珀酰胆碱麻醉方法需等鹿自然苏醒，眠乃宁麻醉的鹿可用苏醒灵 4 号催醒，也可待其自然苏醒。

第三节
鹿茸的加工

鹿茸是中药材的珍贵品种，每年在国际上单项贸易量很大，其中我国鹿茸出口居重要地位。养鹿取茸业最先起源于我国。二战后，首先在我国开展养鹿取茸，20世纪70年代形成有相当规模的养鹿产业群体出现。70年代新西兰开展养鹿业，相继扩展到加拿大、美国、澳大利亚、英国、匈牙利等国出现养鹿业，均定向于肉，产茸相别。20世纪80年代末期，国际鹿茸市场形成，我国已为鹿茸出口做好了有效准备，辉煌期达9年，一路领先，无竞争对手出现。养鹿业利润的诱惑，使别的养鹿国家转向发展，迅速扩大。到了21世纪初，经过激烈地竞争，新西兰、加拿大俄罗斯的鹿茸成为赢家。近期我国鹿茸失利的一个重要原因，是产品结构存在老化，加工水平较低，因而削弱了竞争力。众厂家心急如焚，不惜重金改造加工设备，充分了解其适用范围和效能，提高我国鹿茸产品的竞争力。

鹿茸加工总体流程为：先洗去茸毛上不洁物，并挤去一部分血液，将锯口部用线绷紧，缝成网状，另在茸根钉上小钉，缠上麻绳。然后固定于架上，置沸水中反复烫3~4次，每次15~20秒钟，使茸内血液排出，至锯口处冒白沫，嗅之有蛋黄气味为止，全部过程需 2~3 小时。然后晾干，次日再烫数次，风干或烤干。烤时悬在烘架上，以 70~80℃之无烟炭火为宜，烤 2~3 小时后，取出晾干再烤，反复烤 2~3 次，至茸皮半干时，再行风干及修整。砍茸如上法，反复用沸水烫，烫的时间较锯茸为长，需 6~8 小时，烫后掀起脑皮，将脑骨浸煮 1 小时，彻底挖净筋肉，再用沸水烧烫脑皮至 7~8 成熟，最后阴干及修整。

以梅花鹿茸为例，主要分为排血茸加工和带血茸加工。排血茸加工要求排血充分、皮色好、不黑根、不瘪头、不破损、不臭茸；带血茸加工要求含血充足、茸表含血均匀充分、不黑根、不瘪头、不破损、无臭茸、无异味。

一、排血茸加工

排血茸采取煮前排血、煮炸排血、远红外线烘干、自然风干及回水煮头等基本程序。分为：鲜茸称重→编号→测尺→洗刷→破伤茸处理→上夹固定→第一次煮炸（第一排水、第二排水）、烘烤、风干→第二次水煮（回水）、烘烤、风干→第三次水煮（回水）、烘烤、风干→第四次水煮（回水）、烘烤、风干→煮头、烘烤、风干→质检→包装→贮藏→出厂。

（一）加工前准备

要对鹿茸进行称重、编号、测尺、登记、排（抽）血、洗涮、上夹等。

（二）加工技术要求

应根据鹿茸的大小、种类、老嫩程度等来确定煮炸（图2-6）、烘烤时间和次数。

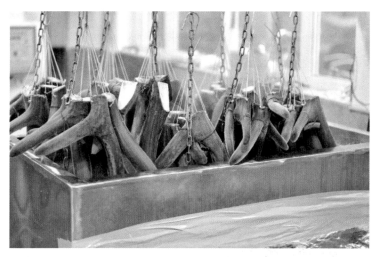

图2-6　煮炸

1. 水煮

鹿茸在98~100℃水温下，采取下水煮、冷凉多次反复、间歇式水煮：鹿茸水煮深度因水煮次数的不同而相应变化，水煮时锯口朝上，1~2水锯口露出水面0.5cm，3~4水煮茸的上部1/2处，5~6水时煮茸的上部1/3处，7~8水之后只煮茸的尖部；水煮时锯口与水面平行，并在水中不断摆动、撞水、带水，锯口勿浸入水中。

2. 烘烤

鹿茸经水煮1~4次后应冷凉1~2h后再烘烤，在70~75℃

的温度下，每天烘烤一次，烘烤时间开始 2h，以后烘烤时间逐渐降低，根据鹿茸的大小，烘烤天数不同。鹿茸烘烤前先将其预热至烘烤要求的温度后方可入箱烘烤，烘烤过程中应经常检查，发现鼓皮时应立即针刺排气排液，鹿茸锯口应朝下立放，锯口离开热源 3~5cm。观察鹿茸表面是否布满"汗珠"，如果茸体布满"汗珠"说明已经达到烘烤要求。

3. 回水煮头

第 1~3 水回水要连日进行，4 水以后隔日或隔数日进行，煮至茸头有弹性为止。

4. 风干

鹿茸经水煮、烘烤后都应送风干室自然风干 20~50 天（图 2-7）。

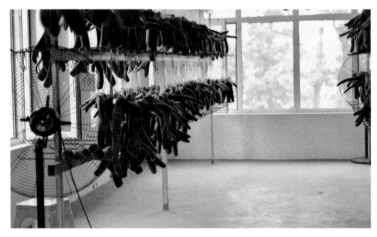

图 2-7 风干

二、带血茸加工

将茸内血液全部留在茸体内，由于带血茸血液及流体等有效成分不流失，因此可提高鹿茸质量及干茸重。加工程序分为：鹿茸→编号、称重、测尺、登记→刷洗→破伤茸处理→上架固定→第一次煮炸（第一排水、第二排水）、烘烤、风干→第二次水煮（回水）、烘烤、风干→第三次水煮（回水）烘烤、风干→第四次水煮（回水）、烘烤、风干→煮头、烘烤、风干→质检→包装→贮藏→出厂。

（一）加工前准备

收取鲜茸后，锯口朝上立放，防止茸内血流失，然后用高温的烙铁封烙锯口，再进行称重、测尺、洗涮、编号、登记入账。

（二）加工技术要求

煮炸、烘烤技术要点：鲜茸头4天每天煮炸一次、烘烤一次，第5天开始，连日或隔日回水煮头、烘烤一次。

1. 水煮

将准备好的茸反复浸入沸水中（锯口不沾水），水煮6~8次，每次入水30~40秒，擦干，冷凉1~2小时。

2. 烘烤

第1次烘烤，将鹿茸锯口朝下立放在70~75℃的烘烤箱中烘烤2~3小时，取出鹿茸擦净茸表污秽，送风干室立放冷凉1~2小时。第2次烘烤，将冷凉后的鹿茸按第1次烘烤温度和时间继续烘烤，烘烤结束后擦净鹿茸表面的油污，送风干室风干，第 2 天至第 5 天在烘烤前水煮 3~5 次，每次入水煮 60~90 秒，冷凉后放入烘箱，每天按第 1 次烘烤的方法烘烤一次，第 6 天以后，隔日或隔几日水煮茸头后进行烘烤，烘烤温度 70~75℃，烘烤时间 1~2 小时，取出擦净茸皮上的油污，送风干室风干，直至茸内含水量在 25%~30% 时停止烘烤。

3. 回水煮头

经过烘烤后，应回水煮头，每次煮炸茸头 30~50 秒，煮炸 5~8 次，直到茸头有弹性为止。

三、活性茸（冻干茸）加工

主要加工程序为：鲜茸通过称重登记后清洗去污，经紫外线表面灭菌处理入冰柜保鲜，再放入冻干机内速冻、升华脱水，最后加工为成品冻干茸。

其主要的技术要点为：放入鲜茸或冷藏保鲜茸前，先预冷冻干箱，使冻干板温度达 -38℃~-48℃，压强不超过 0.735MPa，真空度保持在 0.67~2.67Pa 之间，二杠茸经 48~60 小时，三杈经 60~72 小时即可冻干。

各个国家对于鹿茸的加工方式不太一样，大致有如下几个特点。

1. 准备

包括解冻鹿茸、检斤、编号、洗垢、止血等，这都是共同的常规做法。不同的是新西兰对鹿茸封锯口是涂一层胶，加工量较大、止血效果好。加拿大则对锯口贴一层带胶的牛皮纸，严实封住。我国对茸封锯口方法，多采用涂一层面粉，烧烙止血。

2. 煮炸

新西兰煮炸鹿茸，采用的是电烧水锅，每支茸都得进行煮炸。煮炸时间和程度，由经验丰富熟练的人掌握。俄罗斯煮炸鹿茸，是茸根部先下水，入浸二眉枝汤煮后，倒过来茸类下水烫上段。加工鹿茸先行煮炸，起源于我国并沿用至今，其他国家曾用多种方法尝试过，但又回到我国的传统方法上来。

3. 烘烤

目前，各国都流行使用远红外烤箱烘烤鹿茸。事先预热、烘烤，最佳温度 70~75℃，自动跳闸，烘烤时间依鹿茸枝头大小、容积容量而异。新西兰鹿茸加工厂设在工业区，独立于鹿场之外，工厂化流水作业式，多采用隧道式烤箱，有 3节，每节 3 层，推进去即可。我国大多数鹿场，多是锯下茸在鹿场现行加工，没有监管体制，茸的质量良莠不齐。故建立集中的工厂化的鹿茸加工厂，应是我国当前调整鹿业产业结构的重头戏之一。

4. 风干

将烘好的鹿茸取出后，应迅速冷却风凉，重要的是要凉透，这样对鹿茸缩水过程中含血均匀扩散和固定有好处。新西兰的方法是设立风房。风房密闭和半封闭均可，安装空调机吹冷风，不超过 20℃，室内有抽湿机配合，模拟自然风干燥缩水。在新西兰加工鹿茸如同食品加工，不允许在户外进行，这是卫生法的要求。我国对外来料、进料对外鹿茸加工，采用工业用电扇，做成风扇吹风，也可沿用。

煮炸、烘烤、风干这 3 道工序，在交替状态下进行。在新西兰，这 3 道工序循环 3~4 次，目的是保证加工茸最主要阶段的产品质量。认真做好，精品率才高。

5. 煮头

第二轮煮炸，只烫茸的上段，在我国叫回水。新西兰加工茸煮炸 3~4 次，理应是后 3 次为回水。韩国现阶段是初次加工鲜鹿茸，也不讲究茸头蜡片，因而少回水。我国加工梅花鹿茸，煮头不少于 15 次之多，煮头次数多少，效果则大不相同。韩国加工的鹿茸，茸头多是空的，呈紫色；新西兰鹿茸枝体小，理应茸头好，但因煮头不够，而茸头不好，出蜡片少，茸色也不正。我国加工的茸头，出蜡片多，呈金黄色，但有些厂家加工鹿茸不完全是这样。

6. 干燥

这是最后一道工序，与传统方法有些区别。传统方法是上几道工序完成后，剩下就是纯自然干燥过程。新西兰做法则是待鹿茸干至七至七五成时，移放至密封的罐内，给少许真空压力，保持 20℃，1 周取出即为成品茸，再移放至冷库低温保存，干、湿度适当，不变形，鹿茸组织不受影响，内外质量都好。

目前，我国对外来料、进料加工的做法是：待鹿茸七至七五成干时，移至密封室内，设置抽湿机，每天将抽出的水向外排放 1 次，时间也是 1 周，取得效果相同。

新西兰加工鹿茸至干，需要 1 个月时间。他们认为这个过程不能缩短。特别好的鹿茸，需再延长 1~10 天，只有精工去做，鹿茸组织的毛密管间隙才能均匀含血，质地好。鹿茸加工若完全依靠冻干法，期望 3~4 天就能干出成品，欲速则不达。如此加工出来的产品，尽管外组织无多大变化，但内外在质量不一样，茸头和上段空得严重，含血颜色失正，茸内有麻道、麻点和不规则的斑痕，内部组织萎缩，不能药用。

第四节
如何评价鹿茸的优劣

鹿茸作为养生的名贵药材，其质量优劣的评价方法主要包括性状鉴别、显微鉴别及应用现代分析手段进行的理化分析法。这三种方法各有优势，三者相结合可以比较全面地评价鹿茸的质量优劣。随着科学技术的不断进步，对鹿茸的质量标准的研究也越来越深入。

一、历版《中国药典》收载情况

自 1963 年版《中国药典》开始，历版《中国药典》均收载了鹿茸及其饮片，检验项目从最初只有性状鉴别，到如今增加了显微鉴别、理化鉴别及薄层鉴别项，并且对鹿茸的质量标准研究工作仍在继续前进，未来对鹿茸的质量控制也会更加全面完善。

《中华人民共和国药典》

《中华人民共和国药典》（以下简称《中国药典》）是国家药品标准体系的核心，是法定的强制性标准。1953 年，我国颁布第一版《中国药典》。

1978 年以后，药品管理法明确了药品标准的法定地位，药品标准工作和《中国药典》制修订工作步入法制化轨道，每 5 年颁布一版。迄今为止，我国已经颁布实施 11 版药典。

表 2-1　历版《中国药典》收载鹿茸质量标准情况

药典版次	性状鉴别	显微鉴别	理化鉴别	薄层鉴别	检查	含量测定	饮片（炮制）
1963 年版	√	—	—	—	—	—	鹿茸片
1977 年版～1985 年版	√	—	√	—	—	—	鹿茸片 / 鹿茸粉
1990 年版	√	—	√	—	—	—	鹿茸片 / 鹿茸粉
1995 年版～2015 年版	√	—	√	—	—	—	鹿茸片 / 鹿茸粉
2020 年版	√	√	√	—	—	—	鹿茸片 / 鹿茸粉

二、鹿茸质量鉴别方法

（一）鹿茸的性状鉴别法——直观的质量控制方法

性状鉴别法就是通过眼观、手摸、鼻闻、口尝、水试、火试等十分简单的方法对药材的形、色、气、味、表面、断面、质地、大小 7 个方面特征对药材的外观性状进行鉴定，并作出符合客观实际的结论，用以确定药材真、伪、优、劣的方法。性状鉴别法具有简单、快速、便捷的特点，是数千年来我国医药工作者积累的宝贵经验。一般来说鹿茸以体轻，断面蜂窝状，组织致密者为上乘品。（图2-8）

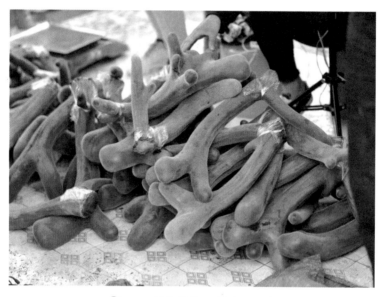

图2-8　鲜鹿茸商品（市场调研）

鹿茸药材性状特征

花鹿茸（图2-9）

呈圆柱状分枝，具一个分枝者习称"二杠"，主枝习称"大挺"，长17~20cm，锯口直径4~5cm，离锯口约1cm处分出侧枝，习称"门庄"，长 9~15cm，直径较大挺略细。其外皮呈红棕色或棕色，多光润，表面密生红黄色或棕黄色细茸毛，上端较密，下端较疏；分岔间具 1 条灰黑色筋脉，皮茸紧贴。锯口黄白色，外围无骨质，中部密布细孔。具两个分枝者，习称"三岔"，大挺长 23~33cm，直径较二杠细，略呈弓形，微扁，枝端略尖，下部多有纵棱筋及突起疙瘩；皮红黄色，茸毛较稀而粗。体轻，气微腥，味微咸。

二茬茸与头茬茸相似，但挺长而不圆或下粗上细，下部有纵棱筋。皮灰黄色，茸毛较粗糙，锯口外围多已骨化。体较重，无腥气。

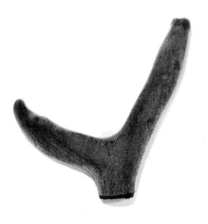

图 2-9　花鹿茸药材（二杠）

马鹿茸（图2-10）

较花鹿茸粗大，分枝较多，侧枝一个者习称"单门"，二个者习称"莲花"，三个者习称"三岔"，四个者习称"四岔"或更多。按产地分为"东马鹿茸"和"西马鹿茸"。

东马鹿茸"单门"大挺长25~27cm，直径约3cm。外皮灰黑色，茸毛灰褐色或灰黄色，锯口面外皮较厚，灰黑色，中部密布细孔，质嫩；"莲花"大挺长可达33cm，下部有棱筋，锯口面蜂窝状小孔稍大；"三岔"皮色深，质较老；"四岔"茸毛粗而稀，大挺下部具棱筋及疙瘩，分枝顶端多无毛，习称"捻头"。

西马鹿茸大挺多不圆，顶端圆扁不一，长30~100cm。表面有棱，多抽缩干瘪，分枝较长且弯曲，茸毛粗长，灰色或黑灰色。锯口色较深，常见骨质。气腥臭，味咸。

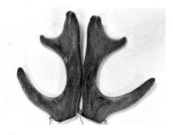

图2-10 马鹿茸药材（莲花）

（二）显微鉴别法——微观的质量控制法

显微鉴别法系指借助显微镜，通过对鹿茸的横切面及粉末的一切特征性结构或生物组织特征进行鉴别的一种方法。

鹿茸粉末淡黄棕色或黄棕色。表皮角质层细胞淡黄色至黄棕色，表面颗粒状，凹凸不平。毛茸多碎断，表面由薄而透明的扁平细胞（鳞片）作覆瓦状排列的毛小皮所包围，呈短刺状突起，隐约可见细纵直纹；皮质有棕色或灰棕色色素；毛根常与毛囊相连，基部膨大作撕裂状。骨碎片呈不规则形，淡黄色或淡灰色，表面有细密的纵向纹理及点状孔隙；骨陷窝较多，类圆形或类梭形，边缘凹凸不平。未骨化骨组织近无色，边缘不整齐，具多数不规则的块状突起物，其间隐约可见条纹。角化梭形细胞多散在，呈类长圆形，略扁，侧面观梭形，无色或淡黄色，具折光性。（图 2-11、图 2-12 ）

氨基酸 氨基酸是鹿茸有机成分中含量最高的营养物质，其种类与含量决定着蛋白质品质的高低。鹿茸中所含氨基酸包括甘氨酸、色氨酸、赖氨酸、组氨酸、精氨酸、天冬氨酸、苏氨酸、丝氨酸等 20 种以上，总氨基酸含量约占 50% 以上，其中甘氨酸含量最高，谷氨酸、脯氨酸含量也较高；其中包括人体不能合成的 8 种必需氨基酸，以赖氨酸含量较高，为人体第一限制性氨基酸。

多肽 鹿茸多肽是鹿茸主要的生物活性物质，药理作用广泛。每年鹿茸都要经过脱盘、生茸、骨化、脱落、再生茸的循环过程，具有极强的再生能力，这与鹿茸是一个富含高浓度多种类天然的细胞生长因子库密切相关，人们习惯上称为多肽生长因子。

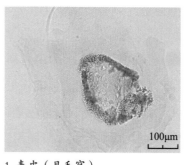
1. 表皮（具毛窝）

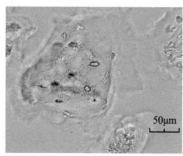
2. 骨碎片（具骨小管和骨陷窝）

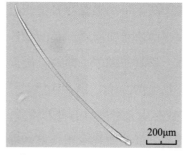
3. 毛干

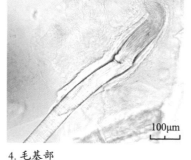
4. 毛基部

图 2-11　花鹿茸粉末显微图

蛋白质　鹿茸中蛋白质包括胶原蛋白、角蛋白等，有研究报道胶原蛋白是鹿茸中含量最高的蛋白质，其含量在鹿茸顶部最低，从顶端到基部逐渐增加。

甾体化合物　鹿茸含有性激素和激素样物质等甾体类化合物，与其生长及其壮肾阳等药理作用密切相关。目前，已检测出鹿茸中含有 18 种性激素，包括雌二醇、雌三醇、雌

酮、雄酮、苯甲酸雌二醇、炔雌醇、黄体酮、睾酮等。鹿茸
的性激素成分中，雌激素和孕激素含量较高，如雌二醇、黄
体酮、雌酮；雄激素含量较低，如睾酮、睾丸素等。

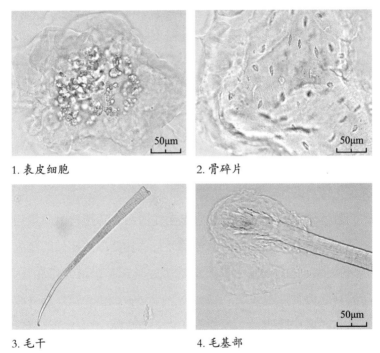

1. 表皮细胞

2. 骨碎片

3. 毛干

4. 毛基部

图 2-12　马鹿茸粉末显微图

除了氨基酸、多肽、蛋白质及甾体化合物外，单胺40、
多胺、多糖、脂肪酸、磷脂、生物碱类、胆固醇及其脂类等
在鹿茸的生长发育过程中也具有广泛的药理作用。

2. 鹿茸质量控制方法研究

鹿茸作为我国传统名贵中药材，近年来发展迅速，使得药材及产品的质量出现了参差不齐的现象，不法商家为牟私利，以假乱真，以次充好，从而导致了市场的混乱，因此为保证鹿茸用药的准确、有效，还需不断完善和提高鹿茸的质量控制及评价体系。根据工作中遇到的问题和社会生产的需要，研究开发了不同的鉴别方法，在深度和广度方面都有了明显的进步。主要以紫外分光光度法、红外光谱法、薄层色谱法、高效液相色谱法、高效液相色谱质谱联用、指纹图谱分析、气相色谱法、气相色谱－质谱联用及分子生物学等为技术支撑，进行鹿茸药材的质量评价。

紫外分光光度法　紫外分光光度法在鹿茸药材的质量控制研究中，目前主要存在两种情况：一种是根据样品的吸收光谱特征，来判断鹿茸的真伪优劣。有文献报道，花鹿茸、马鹿茸、鹿茸片在（253±2）nm、（238±2）nm处分别有最大吸收和最小吸收；而鹿茸粉在250~260 nm处有平滑肩峰；鹿茸骨化部分既无最大吸收，也无最小吸收；该方法尚待大量样品的验证。另一种则是以鹿茸药材或鹿茸制剂中某种成分含量的高低作为鹿茸质量控制的定量分析方法，结果显示二者差异不大。紫外分光光度法体现的待测成分的官能团信息，无法达到很高的专属性。

红外吸收光谱法　红外吸收光谱法在鹿茸样品的分析测定中，根据红外光谱图中倍频峰、合频峰、特征吸收峰的差异以及有无来推测鹿茸药材中所含化学成分的异同及含量的差异，进而为鹿茸的质量控制提供依据；还有研究根据鹿茸片红外光谱图中特征峰（1651±2）cm-1 与（1041±26）cm-1 峰高的比值"Z"值，确定"Z"值大的比"Z"值小的质量好（符合传统鹿茸片质量等级的划分），即"Z"值（一等鹿茸片）大于"Z"值（二等鹿茸片），建立了一个客观可比的指标来判断鹿茸片及鹿茸粉的质量等级。

薄层色谱法 鹿茸薄层鉴别方法自 1990 年开始收载于中国药典中，药典中仅以甘氨酸为对照，对鹿茸中所含氨基酸进行质量控制。随着鹿茸质量控制研究方法的深入，研究者尝试使用不同的展开剂，以不同的化学成分为分析指标，分析不同规格的鹿茸药材，如蜡片、粉片、砂片、骨片、鹿茸粉、鹿茸饮片、蜡片伪制品，以期得到更加丰富的化学成分信息，为鹿茸样品的质量控制提供更多的参考；此外薄层鉴别还用于含鹿茸的中成药进行定性鉴别。

高效液相色谱法 据研究报道，鹿茸中的大部分成分均可使用高效液相色谱法进行测定，如生物碱（尿嘧啶、尿苷、次黄嘌呤）、多胺类（腐胺、精胺、精脒）、氨基酸、水溶性总蛋白等。目前已有文献报道的鹿茸的指纹特征图谱主要对不同规格、不同产地、不同部位的梅花鹿进行质量评价，此外还可以进行梅花鹿与马鹿的品种鉴别。

分子生物学方法 DNA 条形码技术可用于鹿茸药材及饮片的基原鉴定，还可用于鉴定鹿茸粉存在混合物或掺伪的现象。有研究报道，利用 DNA 条形码技术对收集到的市售的鹿茸粉进行基原鉴别，结果显示以驯鹿茸为主；其中混合粉以马鹿茸和花鹿茸为主要成分，总体结果表明鹿茸粉存在原料基原不准，品种不纯，混合掺伪等问题。

三、鹿茸的商品规格与等级划分

中药材的商品规格等级是衡量中药材品质优劣的标志，是中药质量控制体系的重要组成部分。中药材的商品规格和等级影响着药材定价的高低，对规范药材市场有着重要作用，促使着药材交易向着"优质优价"的方向发展。根据《中国药典》（2020 年版）和各省、市、自治区直辖市的地方标准，以及《七十六种药材商品规格标准》的情况，梅花鹿茸和马鹿茸按其采收及成熟程度不同进行分等。梅花鹿茸分为二杠锯茸、三岔锯茸、初生茸、再生茸 4 种规格 10 个等级；马鹿茸分为锯茸、锯血茸 2 个规格 8 个等级。（表 2-2、表 2-3）

表 2-2　鹿茸商品规格等级

品别	规格	等级	标准
梅花鹿茸	二杠锯茸	一等	干货。体呈圆柱形，具有八字分岔一个，大挺、门桩相称，短粗嫩壮，顶头钝圆。皮毛红棕或棕黄色。锯口黄白色，有蜂窝状细孔，无骨化圈。不拧嘴，不抽沟，不破皮、悬皮、乌皮，不存折、不臭、无虫蛀。每支重 85g 以上
		二等	干货。体呈圆柱形，具有八字分岔一个，大挺、门柱相称，短粗嫩壮，顶头钝圆。皮毛红棕或棕黄色。锯口黄白色，有蜂窝状细孔，无骨化圈。不拧嘴、不抽沟、不破皮、悬皮、乌皮，存折不超过一处，虎口以下稍显棱纹。不臭、无虫蛀。每支重 65g 以上
		三等	干货。体呈圆柱形，具有八字分岔一个，大挺、门桩相称，枝干较瘦。皮毛红棕或棕黄色。锯口黄白色，有蜂窝状细孔，无骨化圈。不拧嘴，不抽沟，兼有悬皮、乌皮，破皮不露茸，存折不超过二处，虎口以下有棱纹。不臭、无虫蛀。每支重 45 g 以上
		四等	干货。体呈圆柱形，具八字分岔一个。不拧嘴，不臭、无虫蛀。兼有独挺、怪角。不符合一、二、三等者，均属此等
	三岔锯茸	一等	干货。体呈圆柱形，具分岔二个。挺圆茸质松嫩，嘴头饱满。皮毛红棕或棕黄色。不乌皮（黑皮茸除外），不抽沟，不拧嘴，不破皮、悬皮，不存折，不怪角。下部稍有纵棱筋，骨豆不超过茸长的 30%。不臭、无虫蛀。每支重 250 g 以上
		二等	干货。体呈圆柱形，具分岔二个。挺圆茸质松嫩，嘴头饱满。皮毛红棕或棕黄色。不乌皮（黑皮茸除外），不抽沟、不拧嘴，不破皮、悬皮，存折不超过一处，不怪角。突起纵棱筋长不超过 2 cm，骨豆不超过茸长的 40%。不臭、无虫蛀。每支重 200 g 以上

续表

品别	规格	等级	标准
梅花鹿茸	三岔锯茸	三等	干货。体呈圆柱形，具分岔二个。条杆稍瘦，茸质嫩。不拧嘴，稍有破皮不露茸，不悬皮，存折不超过一处，不怪角。纵棱筋、骨豆较多。不臭、无虫蛀，每支重150g以上
		四等	干货。体畸形或怪角，顶端不窜尖，皮毛色乌暗。不臭、无虫蛀，凡不符合一、二、三等者，均属此等
	初生茸	统货	干货。体呈圆柱形，圆头质嫩，锯口有蜂窝状细孔，不骨化、不臭、不虫蛀
	再生茸	统货	干货。体呈圆柱形，兼有独挺，圆头质嫩。锯口有蜂窝状细孔，不骨化、不臭、不虫蛀
马鹿茸	锯茸	一等	干货。体呈支岔类圆柱形。皮毛灰黑色或灰黄色。枝干粗壮，嘴头饱满。质嫩的三岔、莲花、人字等茸，无骨豆，不拧嘴，不偏头，不破皮，不发头，不骨折，不臭、不虫蛀。每支重275~450g以内
		二等	干货。体呈支岔类圆柱形。皮毛灰黑色或灰黄色。质嫩的四岔茸、不足275g重的三岔，人字茸。四岔茸嘴头不超过13cm，骨豆不超过主干长度的50%。破皮长度不超过3.3cm，不拧嘴、不发头、不臭、不虫蛀
		三等	干货。体呈支岔类圆柱形。皮毛灰黑或灰黄色。嫩五岔和三岔老茸。骨豆不超过主干长度的60%，破皮长度不超过4cm。不窜尖、不臭、不虫蛀
		四等	干货。体呈支岔类圆柱形或畸形，皮毛灰黑或灰黄色。老五岔、老毛杠和嫩再生茸，破皮长度不超过4cm。不臭、不虫蛀

续表

品别	规格	等级	标准
马鹿茸	锯茸	五等	干货。体呈支岔圆柱形或畸形，皮毛灰黑或灰黄色。茸皮不全的老五岔、老毛杠、老再生茸。不臭、不虫蛀
	锯血茸	一等	（A级）：干货。不臭，无虫蛀，不骨化，茸内充分含血，分布均匀，肥嫩上冲的莲花、三岔茸。不偏头，不抽沟，不破皮，不畸形。主枝及嘴头无折伤，茸头饱满，不空、不瘪。每支重不低于500g
		二等	（B级）：干货。不臭，无虫蛀，不骨化，茸内充分含血，分布均匀，不足一等的莲花、三岔茸及肥嫩的四岔、人字茸。不破皮，不畸形，茸头不空不瘪。每支重300g以上
		三等	（C级）：干货。不臭，无虫蛀，不骨化，不折断，茸内充分含血，不足一、二等的莲花、三岔茸、四岔茸及肥嫩的畸形茸。每支重不低于250g

表 2-3　鹿茸片商品规格等级划分

规格		等级	性状描述
鹿茸片	蜡片	全蜡片	干货。蜡片是选择鹿茸的顶尖部位（尖端是全蜡片，其下是半蜡片）切片而成。为圆形薄片，切面平滑，全部或部分胶质状。表面黄棕色或浅黄色，半透明，显蜡样光泽，外皮无骨质，多可见茸毛，边缘暗棕色，近边缘处有一较深色环。不臭、不虫蛀。气微腥，味微咸
		半蜡片	

规格	等级		性状描述	
鹿茸片	粉片	白粉片	干货。粉片是选择鹿茸的中上段（从上至下依次为白粉片、黄粉片、红粉片）切片而成。为横切圆形或类圆形薄片，切面白色、黄色渐变至淡棕色，中间密布均匀的海绵样空隙，周围无骨质，边缘具黄褐色环，半透明，角质，可见有残留的毛茸。质坚脆。不臭、不虫蛀。气微腥，味微咸	断面颜色较白、海绵状孔隙，蜡圈比较宽
		黄粉片		断面颜色微黄，海绵状孔隙
		红粉片		红粉片是里面有鹿茸血的鹿茸片，外皮平滑，呈红棕色或棕色，横切面淡棕色，有海绵状孔隙，气微腥，味微咸
鹿茸片	砂片	红砂片	干货。砂片是选择鹿茸的中下段切片而成。片面圆而整齐，不臭、不虫蛀。气微腥，味微咸	红砂片色较深，手触摸有砂质感，质硬，周围已显骨化
		白砂片		白砂片色浅灰黄白，孔眼较粗，外侧质地致密，中心稀或部分脱落
	骨片		干货。骨片是用最近骨端的鹿茸段切成。为圆形或类圆形厚片。片面粗糙，色萎，大部分骨化。不臭、不虫蛀。气微腥，味微咸	

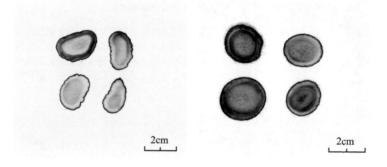

2cm

2cm

图 2-13　梅花鹿茸蜡片　　　图 2-14　梅花鹿茸半蜡片

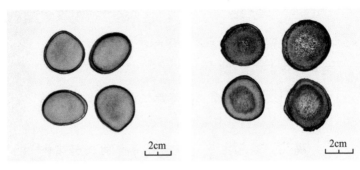

图 2-15　梅花鹿茸粉片　　　　图 2-16　梅花鹿茸纱片

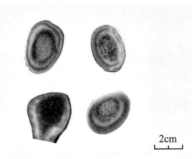

图 2-17　梅花鹿茸骨片

鹿茸术语及解释

大挺：鹿茸的主干为"大挺"。

二杠茸：具有一个侧枝的花鹿茸为"二杠茸"。

单门：具有一个侧枝的马鹿茸为"单门"。

莲花茸：具有二个侧枝的马鹿茸为"莲花茸"。

三岔茸：具有 2 个侧枝的花鹿茸和具有 3 个侧枝的马鹿茸为"三岔茸"。

锯口：鹿茸从角盘（珍珠盘）上 2~3cm 处锯断后，茸角的两个断面。

嘴头：鹿茸主干顶部将要分杈的顶部膨隆部分。

拉沟：鹿茸的嘴头顶端分枝生长初期阶段形成的沟，将嘴头端分成二部分，拉沟深表示分枝已形成。

存折：鹿在生茸时期因打斗等原因损伤了主枝（大挺）、眉枝（门桩），经自身愈合存留下来呈不同程度的膨大的结痕。

骨豆：又称"骨钉"，为鹿的茸角基部表面出现的突出于表面的瘤状突起，是茸角的一种骨化现象的标志，骨豆越多越往茸的尖部发展，说明茸的骨化程度越高。

棱纹：鹿茸表面呈现的纵棱线，习称起筋。

骨化圈：为锯口外圈面上表现的骨化现象，指骨密质部分围绕中心未固化部分形成一圈，通常为灰白色。

珍珠盘：在角基和茸的中间生有一道环状珍

珠状的突起，称"珍珠盘"。

眉枝： 在珍珠盘向上 4~10cm 处长出的分枝，朝着眉眼前方，又有保护眼睛的作用称"眉枝"或称"护眼锥"。

破皮： 鹿茸因加工不当的影响，出现部分茸皮的破裂。

乌皮： 鹿茸因加工不当的影响，出现部分茸皮变成乌黑色。

第五节
此"鹿茸"非彼"鹿茸"

一、鹿茸混淆品介绍

鹿茸是我国传统中药，它既是常用药，又属于贵重药。目前以伪充真、以劣充优的现象在鹿茸的销售和使用中经常发生。除了来源于梅花鹿和马鹿的鹿茸外，还有水鹿、白唇鹿和白鹿等同属动物的幼角。甚至用茸粉或渣、动物胶等加工处理制成伪品。因此，有必要结合出现过的实例介绍鹿茸的主要混淆品的特征，希望有助于读者了解此"鹿茸"非彼"鹿茸"的情况。

二、主要混淆品性状特征

（一）驼鹿茸

混淆原因：①功效、外观相近。②来源动物同科属。

1. 来源

为鹿科动物驼鹿（*Alces alces* Linnaeus）雄鹿未骨化密生茸毛的幼角。

2. 性状特征

［形状］较鹿茸粗壮，有分枝。刚生长出的是单枝，呈

苞状，习称"老虎眼"；长成两叉者，习称"人字角"；分出眉枝和主枝者，习称"巴掌茸"。"巴掌茸"分出眉枝和主枝，主枝呈掌状，眉枝有的又分两小枝，主枝多分数小叉。

［大小］分叉者较粗壮，长约 30cm，直径约 4cm；前叉长约 15cm，直径约 4cm；后叉扁宽，长约 11cm，直径约 6cm，顶端分出有 2 个长约 5cm 的小叉。

［表面］皮灰黑色，毛长厚，较粗硬，手摸有粗糙感，灰棕色或灰黄色。质较老，皮色深。

［断面］断面皮较厚，灰黑色，骨质白色，具有蜂窝状小孔。

［气味］气微腥，味微咸。

（二）驯鹿茸

混淆原因：①功效、外观相近。②来源动物同科属。

1. 来源

为鹿科动物驯鹿（*Rangifer tarandus* Linnaeus）雌、雄性鹿未骨化密生茸毛的幼角。

2. 性状特征

［形状］呈圆柱形，较粗大，多具分枝，分枝上的分叉较多。分叉者分有枝眉（第 1 枝），第 2 枝和主枝。主枝稍向后倾斜，上部稍向前弯曲，略似弓形，后部常有数个分叉（背叉），少数前部有分叉。

［大小］单枝长约 20cm，直径约 2cm。分叉者较粗壮，长 30~60cm，直径 3~5cm。眉枝和第 2 枝长 20~30cm；眉枝顶

端一般分两小叉，第2枝顶端分出几个小叉。主枝顶端多有数个小分叉。

[表面] 单枝皮灰黑色，毛厚，致密，较长而软，手摸柔和。分叉者皮灰褐色，毛灰褐色或灰棕色，少数为白色。

[断面] 单枝断面外皮棕色或灰黑色，中央淡棕红色，具有蜂窝状小孔。分叉者断面颜色较深，有蜂窝状小孔。

[气味] 气微腥，味微咸。

（三）水鹿茸

民间习称"春茸"，也称"春鹿茸"。混淆原因：①功效、外观相近。②长期以来民间习用并收载于地方药材标准。③来源动物同科属。

1. 标准收录

本品为鹿科鹿属动物水鹿（*Cervus unicolor* Kerr）雄鹿未骨化密生茸毛的幼角。收载于《四川省中药材标准》（1987年版）。

2. 性状特征

[形状] 呈圆柱形，茸体较细瘦；每支茸多为二叉，少有三叉。主枝从近磨盘处发出斜向上伸的单附角。顶端细尖，与主体之间成一锐角。

[大小] 主枝长 50~70cm，磨盘直径 4~6cm。

[表面] 外表毛稀而粗长，呈黑褐色或深灰褐色。茸体表面有纵棱筋及突起疙瘩（习称苦瓜棱及苦瓜疔）；茸逐渐长老则更明显。

[断面] 横切面有细密蜂窝状小孔。上段淡黄色或白黄色，中段以下逐渐色淡并见骨质。

[气味] 气腥臭，味咸。

（四）白唇鹿茸

民间习称"岩茸"，也称"岩鹿茸"。混淆原因：①功效、外观相近。②长期以来民间习用并收载于地方药材标准。③来源动物同科属。

1. 标准收录

白唇鹿茸为鹿科动物白唇鹿（*Cervus albirostris* Przewalski）的雄鹿未骨化密生茸毛的幼角。收载于《甘肃省中药材标准》（2009 年版）。

2. 性状特征

[形状] 呈扁圆柱状分枝，下部为圆柱形，接近上端渐扁阔，每支茸多为 1~4 杈，多弯曲。外表皮茸毛一面为灰色或灰黄色，粗而短，另一面和近基部处呈黑褐色，较长，排列杂乱而密。在距磨盘 1.5~4cm 处分出第一杈枝（眉枝），第二杈枝与眉枝间距大，第三杈枝端部有时具两个小杈。

[大小] 主枝长 50~150cm，磨盘直径 4~7cm。

[表面] 茸嫩时苦瓜棱及苦瓜钉不明显，老者苦瓜棱及苦瓜钉变得突出明显。

[断面] 横切面有细蜂窝状小孔，上段紫红色，中段以下逐渐色淡，微骨化。

[气味] 气腥臭，味咸。

（五）狍茸

混淆原因：①功效、外观相近。②来源动物同科属。

1. 来源

为鹿科动物狍（*Capreolus capreolus* Linnaeus）雄性未骨化密生茸毛的幼角。

2. 性状特征

［形状］呈分枝的类圆柱形，常有分枝，无眉叉，中下部具骨钉。

［表面］毛长而密生，呈灰棕色或棕黄色。

三、主要混淆品显微特征

鹿茸外表均覆以多数茸毛，从表面观察驼鹿茸略油润，而其组织中的皮脂腺较多而小，不如梅花鹿茸的大，故外观性状上表现出来的油润性差。水鹿茸与驼鹿茸的皮脂腺多为数个相聚，因而整个皮脂腺较大，其茸表面的油润性较为明显。

在横切面组织中，毛根孔呈圆形或为圆柱管状存在于表皮层与真皮层的外侧，茸毛多的鹿茸，横切面上就有多而密集的毛根孔。以下鹿茸中，除驼鹿茸的毛根孔较少外，其余鹿茸均较多。

茸皮在茸的顶部较厚，越往基部越薄，水鹿茸、驯鹿茸和驼鹿茸在幼嫩的独枝时较厚，色均较深。

乳头层在水鹿茸、驼鹿茸和白唇鹿茸组织中崤状突起较为明显，除水鹿茸外观性状突起外，以下其他几种鹿茸外观性状特征较平缓，无显著的突起；而狍鹿茸表面显著突起，乳头层仅为低嵴状。

鹿茸的动脉血管构造与一般动物动脉血管区别较大，无弹性内、外膜和中间层，而是由韧性很强的肌肉和弹性胶原物质相互交错在一起构成。因而横切面上动脉血管壁厚而结实，特别是幼嫩茸的血管壁较厚，指纹状同心环纹理清晰，且官腔小；相反，较老的茸处理外形渐变大、切向延长明显，血管壁渐变薄，弹性减弱，纹理疏而稀少，管腔变大。

白唇鹿茸的动脉血管较大，切向延长较为显著，管壁较厚，纹理清晰；白唇鹿茸的大动脉血管周围小血管分布较稀少。水鹿茸的动脉血管较大，且壁极厚，纹理较粗而清晰；驯鹿茸多数动脉血管呈哑铃状形较为明显。狍鹿茸的动脉血管较小，切向延长不明显，血管壁的纹理很不清晰。

（一）驼鹿茸

［茸皮］平滑，厚约 1346μm。

［茸毛］稀少。

［乳头层］多数呈嵴状。

［皮脂腺］较多，散在或多个相聚。

［网状层］致密，内侧具大小型长梭形动、静脉血管。

［血管］大型梭形动脉血管长短径大约 1938μm × 650μm，管壁致密，同心环纹理不明显，管腔大，外侧壁与周围组织常呈裂隙状。

［梭形细胞层］较厚，细胞较疏松。

［骨小梁］疏松的网状。

［骨陷窝］较少。

（二）驯鹿茸

［茸皮］呈高低起伏状，厚约 2060μm。

［茸毛］厚，较多。

［乳头层］略呈指状或平缓。

［皮脂腺］较多而小。

［网状层］致密，内侧或中部具大型动脉血管。

［血管］大型动脉血管扁椭圆或梭形、哑铃形。纹理清晰，长短径大约 938μm × 162μm；指纹状同心环状纹理清晰。

［梭形细胞层］不明显。

［骨小梁］呈致密的网状；切向的较粗，径向的较柔弱。

［骨陷窝］较少。

（三）水鹿茸

［茸皮］呈高低起伏状，厚约 3060μm。

［茸毛］较多。

［乳头层］指状或平缓。

［皮脂腺］较多，多个相聚的较多。

［网状层］较疏松，内侧具环状排列的大型动物血管。

［血管］大型动脉血管扁椭圆形，长短径大约 1224μm × 710μm，壁极厚；同心环状纹理稀而粗。

［梭形细胞层］较致密。

［骨小梁］径向的较粗，横向的柔弱。

［骨陷窝］较少。

（四）白唇鹿茸

［茸皮］呈高低起伏状，厚约1060μm。

［茸毛］厚、较多，长5.50~9.25mm；毛尖无髓质长0.32~0.93mm；毛干直径33~50μm。

［乳头层］疏齿状。

［皮脂腺］较少，多存在于近乳头层处。

［网状层］致密，中部或内侧具大型动脉血管，内侧具大型血管；小而扁的血管多在外侧。

［血管］大型动脉血管梭形或扁椭圆形，长短径大约1936μm×265（285）μm，同心环状纹理清晰。

［梭形细胞层］较疏松。

［骨小梁］横向的极粗，越向中央越粗。

［骨陷窝］较多。

（五）狍茸

［茸皮］呈波状或高低起伏状，厚约1938μm。

［茸毛］较多，长13.50~20mm，毛尖无髓质长2.45~6.13mm，毛干直径55~80μm。

［乳头层］指状。

［皮脂腺］较少而小，多个相聚者不超过250μm，胞壁间多破裂。

［网状层］外侧疏松，最内侧较致密，中部具略大的动脉

血管，内侧具多数小血管。

[血管] 较小，大型动脉血管扁椭圆形，长短径大约510μm×162μm。

[梭形细胞层] 较致密。

[骨小梁] 粗细不等，径向的较粗。

[骨陷窝] 较多。

四、混淆原因解读

（一）物近名似

鹿茸壮肾阳，益精血，强筋骨，调冲任，托疮毒。作为传统的名贵中药，已经被广泛地使用了 2000 多年。一些地方药材标准不同，使鹿茸基原混乱。鹿茸外观相似，不易区分。名称中常带有"鹿茸"二字。例如"春鹿茸""岩鹿茸""驼鹿茸""驯鹿茸"等。又如，从新西兰进口的一部分鹿茸，为马鹿（*Cervus elaphus* Linnaeus）的雄鹿幼角，与我国药典收载品种相同，但民间将其称为"赤鹿茸"。

（二）代用同名

《中国药典》（2020 年版）收载的鹿茸为鹿科动物梅花鹿（*Cervus nippon* Temminck）或马鹿（*Cervus elaphus* Linnaeus）的雄鹿未骨化密生茸毛的幼角。一直以来存在一些功效相近、外观形态近似的动物药材作为代用，形成"同名"现象。例如《四川省中药材标准》（1987 年版）中收载的鹿茸则为鹿科鹿属动物白鹿（即白臀鹿）（*Cervus macneilli* Lydekker）、白唇鹿（*Cervus albirostris* Przewalski）和水鹿（*Cervus unicolor* Kerr）雄鹿未骨化密生茸毛的幼角。所以市场上的鹿茸存在同科属动物的幼角当作鹿茸使用的情况。

（三）价差人为

鹿茸是常用药材，据国家药品监督管理局网统计，含鹿茸的中成药有 13 种，含鹿茸的保健品有 65 种，鹿茸资源供不应求，价格昂贵。与价格差距有关的主要混用情况有：使用价低的形似药材以次充好，甚至人工加工制作伪品等。例如，鹿茸饮片等级混乱，质量参差不齐，鹿茸饮片商品规格包括蜡片、粉片、血片、骨片，市场上以骨片冒充血片的现象时有发生。又如，使用同科同属动物幼角、茸粉或渣、动物胶、骨骼和木渣加工处理仿造而成。此类情况易于辨别，基本得到了有效控制。

第三章

鹿茸之用

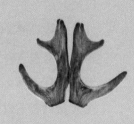

第一节
鹿茸的药理作用

一、神经保护作用

现代科学研究表明，鹿茸具有镇静、镇痛的作用。鹿茸对精神紧张症、神经衰弱或感受性强的人，有镇静和强壮神经系统的作用，其能促进神经－肌肉系统的功能并改善副交感神经末梢神经的刺激作用。另外，鹿茸中所含的神经鞘磷脂物质，能够促进损伤的中枢神经系统的恢复和外周神经的再生。

鹿茸对神经系统具有保护作用，且对具体机制做出阐述，鹿茸中主要含有氨基酸、脂肪酸、脂类、含 N 类化合物，此外还含有多糖以及对人体有益的多种微量元素等成分，且存在大量的神经生长因子（NGF）、胰岛素样生长因子（IGF1 和 IGF2）。鹿茸中丰富的氨基酸能促进轴浆蛋白质和 RNA 的合成，脂肪酸、磷脂、多胺类、神经鞘磷脂等物质也对神经生长起着营养维持的作用。这为鹿茸用于治疗神经系统损伤性疾病提供了一定的理论依据。

因此，鹿茸作为我国传统名贵中药材，其对神经系统的保护作用是毋庸置疑的，其临床应用价值与意义也非常重要，对中枢神经系统疾病如帕金森病、轻度认知功能障碍、脑缺血、阿尔兹海默症等疾病，有很好的预防和治疗作用。

最新研究表明鹿茸肽可能是治疗神经系统疾病的一种新物质，其可以促进神经细胞的生长发育，诱导神经干细胞分化为神经元，并能抑制神经元凋亡，同时还会促进周围神经病变的患者的周围神经高速再生，对神经细胞损伤的修复有很好的效果。鹿茸蛋白也可以不同程度地使神经递质的含量及其代谢水平得到恢复，同样具有促进神经损伤修复的潜能。另外，鹿茸多肽的含药血清可促进肌源性干细胞的显著增殖和向心肌细胞分化，鹿茸多肽和肌源性干细胞的结合可对损伤的周围神经进行修复。

二、免疫调节作用

鹿茸能增强机体的细胞免疫和体液免疫，具有较好的免疫促进作用。实验表明，鹿茸可显著增强单核 – 巨噬细胞系统的吞噬功能，对小鼠的胶体炭粒的廓清速度和氢化可的松、环磷酰胺所致的小鼠单核 – 巨噬细胞系统抑制有明显的刺激作用，可增加小鼠肝、脾巨噬细胞的吞噬系数，增加小鼠胸腺的重量，并可增加白细胞及肾虚患者 T 淋巴细胞的比值，促进健康的人淋巴细胞转化。另外，鹿茸还可增加小鼠血清溶血素抗体含量，提高凝集效价，增加氢化可的松所致小鼠萎缩脾的重量，明显提高小鼠血清免疫球蛋白 IgG 的含量，对机体免疫功能抑制状态时作用更为显著。

三、调节心血管系统作用

研究证实，鹿茸可以提高缺血心肌组织超氧化物歧化酶（superoxide dismutase，SOD）的活性、降低血清丙二醛（malondiadehyde，MDA）的含量，其醇提取物能够通过影响心肌组织中一氧化氮（nitric oxide，NO）和降钙素相关基因肽（calcitonin gene-related peptide，CGRP）的含量，减轻冠脉结扎大鼠缺血心肌的损伤程度，起到心肌保护作用。

许多学者认为，鹿茸对心血管系统及心肌有特异性作用，使其能从异常恢复至常态，起到强心益脉的效应。实验表明，中等剂量的鹿茸制剂，能增加冠状动脉的血流量，增强心收缩力，加速心率，增大心肌收缩力，提高心输出量，消除心肌疲劳，使已疲劳或衰弱的心肌功能得到改善，达到强心的目的，还能改善全身血液循环，提高机体各种活动功能和耐受力。临床上，常用鹿茸制剂治疗各种原因所致的心力衰竭，尤其是风湿性心脏病伴有心悸、腰痛、尿少等症，以及应用于低血压及其他慢性循环障碍，颇具强心升压益脑的作用。因此，也有人将鹿茸用于治疗肺心病缓解期和神经衰弱、自主神经功能失调等，取其强心益脑复脉之效。

四、生殖促进作用

中医学认为，肾藏精、生髓，为人体生长发育和生殖的本源。肾阳虚弱，则可出现精神疲倦、形寒肢冷、腰脊痛、阳痿、遗精、早泄、不育等。古往今来，鹿茸一直被视为益精填髓、温肾助阳的上乘之品，为温肾壮阳、补督脉、益精血的要药。可单用研末服，或同山药浸酒服，亦可配伍人参、熟地、枸杞等补气、养血、益精药同用，以增强疗效，如参茸固本丸。有关治疗性功能低下的中成药，诸如三鞭丸、全鹿丸等，总是离不开鹿茸。近代临床也多将鹿茸与淫羊藿、仙茅、巴戟天、山萸肉等益肾药配合使用，相辅相成，以增强疗效。据报道，用鹿茸制剂治疗阳痿、遗精、早泄等肾阳虚患者的性功能障碍，或用鹿茸精进行穴位注射治疗，均能取得满意的疗效。药物学家通过动物实验发现，鹿茸可以使小鼠动情期延长，由此而证明了前贤用药之精妙。

五、抗疲劳作用

疲劳是人体脑力或体力活动到一定阶段时必然出现的复杂生理生化过程，属于正常生理现象，它标志着机体的工作能力下降或者是将要生病。也有研究通过基因芯片测定血糖、血尿和乳酸等疲劳指标的含量后，发现鹿茸多肽是通过上调负责肌肉收缩的基因，增加肌肉的力量从而起到抗疲劳的作用。胡太超等人通过游泳实验建立小鼠疲劳模型，测定小鼠游泳时间和相关指标，结果表明鹿茸多肽可加速自由基清除，增强小鼠的抗氧化能力，提高运动能力，进而起到抗疲劳的作用。

六、抗衰老作用

根据衰老的自由基学说，鹿茸经联合酶解处理后得到的多肽能够更好地清除自由基，分解过氧化物具有良好的抗氧化功效，在延缓衰老功能方面有显著效果。研究表明，鹿茸醇提物可提高小鼠清除自由基的能力，降低细胞脂质过氧化水平和生物膜受损程度，提高机体的抗氧化作用，从而延缓机体衰老。

鹿茸的抗衰老作用与相关抗氧化作用紧密联系。鹿茸提取物可增加小鼠体内 SOD 活性及降低脂质过氧化产物 MDA 的含量，清除体内过多的氧自由基，提高机体的抗氧化作用。鹿茸总脂和鹿茸水提物可抑制单胺氧化酶 B（MAOB），增加脑 5-HT、DA 的含量，有效活性成分可能是尿苷、对氨基苯甲醛、次黄嘌呤、磷脂类物质，可显著降低老化小鼠 MDA 的含量并增强 SOD 的活性，逆转与衰老有关的生理反应。鹿茸口服液可使老年小鼠 SOD、CAT、GSH-Px 的活性明显增强，加速体内自由基的清除，抑制脂质过氧化产物 MDA 的生成，起到抗氧化作用。鹿茸提取物对用环磷酰胺处理后的小鼠可清除自由基、抑制脂质过氧化、减轻生物膜损伤，起到抗氧化的作用。

七、强壮作用

鹿茸为全身强壮药。其强壮作用的机制是鹿茸通过调节神经的兴奋、抑制过程和内分泌功能，促进核酸及蛋白质合成，增强肝脏解毒，刺激造血系统，提高免疫力和调节新陈代谢而发挥效用，从而起到强壮身体、抵抗衰老的作用。另外，鹿茸能增强动物对低温和高温环境的适应能力，延长戊巴比妥钠小鼠的睡眠时间，对饥饿小鼠有显著的抗疲劳作用，鹿茸液能明显提高大鼠脑、肝、肾的耗氧量，促进肌肉增生，改善营养不良和蛋白质代谢障碍。

八、对骨骼的作用

鹿茸多肽 – 胶原蛋白 / 壳聚糖复合材料具有促进骨折愈合和治疗骨缺损修复作用。此复合材料能够加速骨折愈合，并且无毒理反应和溶血现象，有望成为促进骨折愈合的新型理想材料。

鹿茸多肽能够抑制破骨细胞活性，增加骨密度和力学性能，增加骨皮质厚度和骨小梁面积，同时能够改善骨质，对去卵巢鼠骨质疏松具有预防作用。通过对新疆产塔里木马鹿茸多肽进行分析，发现塔里木马鹿茸多肽具有很强的生物活性，能够明显促进 MC3T3-E1 细胞增殖和碱性磷酸酶（ALP）分泌，对成骨细胞的生长骨化和骨质疏松症具有一定效果。

鹿茸多肽可一定程度上减少软骨细胞凋亡，降低关节液中 IL-1、肿瘤坏死因子 -α（TNF-α）水平，延缓关节软骨的破坏和退变。鹿茸多肽对骨性关节炎软骨细胞的氧化损伤有逆转作用，能够明显降低早期凋亡软骨细胞的比例，还可促进凋亡状态的软骨细胞合成，分泌蛋白多糖及胶原，从而保护软骨细胞，治疗骨性关节炎。

第二节
鹿茸的制剂

一、鹿茸制剂概况

鹿茸归肾、肝经。具有壮肾阳、益精血、强筋骨、调冲任、托疮毒的功效，常用于肾阳不足、精血亏虚、阳痿滑精、宫冷不孕、羸瘦、神疲、畏寒、眩晕、耳鸣、耳聋、腰脊冷痛、筋骨痿软、崩漏带下、阴疽不敛等，临床应用极广。历版《中国药典》均有收载。目前含有鹿茸的制剂主要有丸剂、酒剂、口服液、片剂、胶囊剂、膏剂、注射液等，极大丰富了临床选择。常用的鹿茸制剂如下。

（一）丸剂

丸剂是饮片细粉或饮片提取物加适宜的黏合剂或其他辅料制成的球形或类球形制剂。常见种类有水丸、蜜丸、水蜜丸等。一般情况下，丸剂的溶出速率较为缓慢，可以延长药效，缓解药物的刺激性。此剂型制法简单，服用方便。常见的鹿茸复方丸剂有参茸补丸、海马多鞭丸、定坤丸、参茸虎骨丸、参茸安神丸、参茸丸、调经促孕丸、健脑补肾丸、参茸保胎丸、参茸白凤丸、补肾益脑丸、定坤丹、二十七味定坤丸等。代表方剂如下。

❶ 参茸保胎丸

【组成】党参、龙眼肉、菟丝子（盐炙）、香附（醋制）、茯苓、山药、艾叶（醋制）、白术（炒）、黄芩、熟地黄、白芍、阿胶、炙甘草、当归、桑寄生、川芎（酒制）、羌活、续断、鹿茸、杜仲等23味。

【功效主治】滋养肝肾，补血安胎。用于肝肾不足、营血亏虚、身体虚弱、腰膝酸痛、少腹坠胀、妊娠下血、胎动不安。

【服用方法】口服。一次15g，1日2次。

【出处】《中国药典》（2020年版）一部。

❷ 补肾益脑丸

【组成】鹿茸（去毛）、红参、茯苓、麸炒山药、熟地黄、当归、川芎、盐补骨脂等16六味。

【功效主治】补肾生精，益气养血。用于肾虚精亏、气血两虚所致的心悸、气短、失眠、健忘、遗精、盗汗、腰腿酸软、耳鸣耳聋。

【服用方法】口服。一次8~12丸，一日2次。

【使用注意】感冒发热者忌用；孕妇忌服。

【出处】《中国药典》（2020年版）一部。

❸ 二十七味定坤丸

【组成】西洋参、白术、茯苓、熟地黄、当归、白芍、川芎、黄芪、阿胶、醋五味子、鹿茸（去毛）、肉桂等27味。

【功效主治】补气养血，舒郁调经。用于冲任虚损、气血两亏、身体瘦弱、月经不调、经期紊乱、行经腹痛、崩漏不止、腰酸腿软。

【服用方法】口服。小蜜丸一次 40 丸，大蜜丸一次 1 丸，一日 2 次。

【使用注意】孕妇忌服。

【出处】《中国药典》（2020 年版）一部。

❹ 参茸白凤丸

【组成】人参、党参（炙）、熟地黄、酒白芍、延胡索（制）、酒续断、香附（制）、益母草（酒制）、桑寄生（蒸）、鹿茸（酒制）、酒当归、黄芪（酒制）等 18 味。

【功效主治】益气补血，调经安胎。用于气血不足、月经不调、经期腹痛、经漏早产。

【服用方法】口服。水蜜丸一次 6g，大蜜丸一次 1 丸，一日 1 次。

【使用注意】感冒发热者忌服；孕妇遵医嘱服用。

【出处】《中国药典》（2020 年版）一部。

（二）片剂

片剂是药物与适宜赋形剂混匀压制而成的圆片状或异形片状剂型。按给药途径及制法分为口服片、口腔用片剂、外用片。口服片又分为压制片、包衣片、咀嚼片、泡腾片、分散片、多层片、缓释片、控释片等。常见的鹿茸复方片剂有补肾斑龙片、补肾益脑片、脑灵素片、参茸强肾片、参茸补肾片、参茸延龄片、参茸片、更年康、补天灵片、参茸双宝片、强肾片、健脑安神片、参茸固本片、再造生血片、补肾益脑片等。代表方剂如下。

❶ 参茸固本片

【组成】当归、酒白芍、山茱萸、枸杞子、鹿茸血、熟地黄、鹿茸（去毛）、红参、山药（炒）等 15 味。

【功效主治】补气养血。用于气血两亏所致的四肢倦怠、面色无华、耳鸣目眩。

【服用方法】口服。一次 5~6 片，一日 3 次。

【出处】《中国药典》（2020 年版）一部。

❷ 健脑安神片

【组成】酒黄精、淫羊藿、枸杞子、鹿茸、鹿角胶、鹿角霜、红参、大枣（去核）、茯苓、麦冬等 16 味。

【功效主治】滋补强壮，镇静安神。用于神经衰弱、头痛、头晕、健忘失眠、耳鸣。

【服用方法】口服。一次 5 片，一日 2 次。

【使用注意】高血压患者忌服。

【出处】《中国药典》（2020 年版）一部。

❸ 再造生血片

【组成】菟丝子（酒制）、红参、鸡血藤、阿胶、当归、女贞子、黄芪、益母草、熟地黄、白芍、制何首乌、淫羊藿、黄精（酒制）、鹿茸（去毛）等 21 味。

【功效主治】补肝益肾、补气养血。用于肝肾不足、气血两虚所致的血虚虚劳，症见心悸气短、头晕目眩、倦怠乏力、腰膝酸软、面色苍白、唇甲色淡或伴出血。再生障碍性贫血、缺铁性贫血见上述证候者。

【服用方法】口服。一次5片，一日3次。

【出处】《中国药典》（2020年版）一部。

（三）酒剂

酒剂系指饮片用蒸馏酒提取制成的澄清液体制剂。可用浸渍法、渗漉法或其他适宜方法制备。可加入适量的糖或蜂蜜调味。配制后的酒剂须静置澄清，滤过后分装于洁净的容器中。在贮存期间允许有少量摇之易散的沉淀。鹿茸常应用于酒剂，常见的鹿茸复方酒剂有龙苓春药酒、参茸木瓜药酒、东北三宝酒、虎骨参茸酒。代表方剂如下。

❶ 虎骨参茸酒

【组成】红参、参茸片、红花、玉竹、虎骨、熟地等23味。

【功效主治】滋补强壮，追风散寒，舒筋活络。用于风寒湿痹、手足麻木、筋骨疼痛、气血两亏、步行艰难、半身不遂。

【服用方法】口服。一次10~15ml，一日2次。

【使用注意】孕妇忌服。

【出处】《辽宁省药品标准》（1987年版）收载。

❷ 东北三宝酒

【组成】貂肾、海马、熟地黄、淫羊藿、锁阳、大海米、狗脊（烫）、驴肾（烫）、鹿茸（去毛）、肉苁蓉、黄芪、补骨脂（盐制）、枸杞子、狗肾（烫）、红参（去芦）、菟丝子饼、肉桂、杜仲（炭）、牡蛎（煅）、韭菜子（炒）、白糖、50°白酒，经适宜方法制成橙黄色的澄明酒剂。

【功效主治】滋补腰肾，壮阳祛寒。用于肾虚精冷、腰腿酸痛、阳痿不举、肾囊潮湿、头晕耳鸣。

【服用方法】口服，一次 20ml，一日 2~3 次。

【使用注意】孕妇忌服。

【出处】《吉林省药品标准》（1986 年版）收载。

❸ 龙苓春药酒

【组成】鹿茸、红参、怀牛膝、熟地黄、肉苁蓉、菟丝子、附子（制）、黄芪、五味子、茯苓、山药、当归、生龙骨、远志（制）、红曲、白糖、白酒等药，经冷浸法制成的淡黄色至红棕色澄清溶液。

【功效主治】滋补强壮，助力固精。用于气血双亏、腰腿痛、手足寒冷、妇女血亏、血寒、带下淋漓。

【服用方法】口服，每次 16~27ml，一日 2 次。

【使用注意】孕妇忌服。

【出处】《辽宁省药品标准》（1987 年版）收载。

（四）合剂

合剂系指饮片用水或其他溶剂，采用适宜的方法提取制成的口服液体制剂（单剂量灌装者也可称"口服液"）。常见的鹿茸复方合剂为益春宝口服液、仙茸壮阳糟（口服液）、参茸王浆（口服液）、多鞭精、人参鹿茸精（参茸精）、鹿茸精、益气养血口服液、安神补脑液。代表方剂如下。

❶ 安神补脑液

【组成】鹿茸、制何首乌、淫羊藿、干姜、甘草、大枣、维生素 B_1。

【功效主治】生精补髓，益气养血，强脑安神。用于肾精不足、气血两亏所致的头晕、乏力、健忘、失眠；神经衰弱症见上述证候者。

【服用方法】口服。一次 10ml，一日 2 次。

【出处】《中国药典》（2020 年版）一部。

❷ 益气养血口服液

【组成】人参、黄芪、党参、麦冬、当归、炒白术、地黄、制何首乌、五味子、陈皮、地骨皮、鹿茸、淫羊藿。

【功效主治】益气养血。用于气血不足所致的气短心悸、面色不华、体虚乏力。

【服用方法】口服。一次 15~20ml，一日 3 次。

【出处】《中国药典》（2020 年版）一部。

（五）胶囊剂

胶囊剂是将药物直接分装于空心胶囊或密封于软质囊材中的制剂。此类剂型可分为硬胶囊剂、软胶囊剂和肠溶胶囊剂等。一般鹿茸的胶囊剂为硬胶囊剂，如男宝（补肾胶囊）、蛤蚧补肾胶囊、培元通脑胶囊、益血生胶囊、三宝胶囊、龟龄集等。代表方剂如下。

❶ 三宝胶囊

【组成】人参、鹿茸、当归、山药、醋龟甲、砂仁（炒）、山茱萸、灵芝、熟地黄、丹参、五味子等21味。

【功效主治】益肾填精，养心安神。用于肾精亏虚、心血不足所致的腰酸腿软、阳痿遗精、头晕眼花、耳鸣耳聋、心悸失眠、食欲不振。

【服用方法】口服。一次3~5粒，一日2次。

【出处】《中国药典》（2020年版）一部。

❷ 益血生胶囊

【组成】阿胶、龟甲胶、鹿角胶、鹿血、牛髓、紫河车、鹿茸、茯苓、黄芪（蜜制）、白芍、当归等22味。

【功效主治】健脾补肾，生血填精。用于脾肾两虚、精血不足所致的面色无华、眩晕气短、体倦乏力、腰膝酸软；缺铁性贫血、慢性再生障碍性贫血见上述证候者。

【服用方法】口服。一次4粒，一日3次，儿童酌减。

【使用注意】虚热者慎用。

【出处】《中国药典》（2015 年版）一部。

❸ 培元通脑胶囊

【组成】制何首乌、熟地黄、天冬、醋龟甲、鹿茸、酒苁蓉、肉桂等 14 味。

【功效主治】益肾填精，息风通络。用于肾元亏虚、瘀血阻络证，症见半身不遂、口眼歪斜、言语謇涩、半身麻木、眩晕耳鸣、腰膝酸软、脉沉细；缺血性中风中经络恢复期见上述证候者。

【服用方法】口服。一次 3 粒，一日 3 次。

【使用注意】孕妇禁用，产妇慎用。忌辛辣、油腻，禁烟酒。个别患者服药后出现恶心，一般不影响继续服药。偶见嗜睡、乏力，继续服药能自行缓解。

【出处】《中国药典》（2020 年版）一部。

❹ 蛤蚧补肾胶囊

【组成】蛤蚧、淫羊藿、麻雀（干）、当归、黄芪、牛膝、枸杞子、锁阳、党参、肉苁蓉、熟地黄、续断、杜仲、山药、茯苓、菟丝子、胡芦巴、狗鞭、鹿茸。

【功效主治】壮阳益肾，填精补血。用于身体虚弱、真元不足、小便频数。

【服用方法】口服。水蜜丸一次 5~6g，小蜜丸一次 9g，大蜜丸一次 1 丸，一日 2 次。

【出处】《中国药典》（2020 年版）一部。

（六）注射剂

注射剂是药物制成的供注入体内的无菌溶液，包括乳浊液和混悬液，以及供临用前配成溶液或混悬液的无菌粉末或浓溶液。注射剂一般包括输液剂、粉针剂、小水针。具有作用迅速，疗效可靠的特点。而中药注射剂是我国创新型的一类药物制剂。与鹿茸有关的注射剂目前仅有鹿茸精注射液。代表性方剂如下。

鹿茸精注射液

【组成】梅花鹿鹿茸提取有效成分制成。

【功效主治】增强机体活力及促进细胞新陈代谢功能，用于神经衰弱，食欲不振，营养不良，性功能减退及健忘症。

【服用方法】肌内注射，一次 2ml，一日或隔日 1 次。

【出处】《吉林省药品标准》（1986 年版）收载。

（七）贴膏剂

贴膏剂系指将原料药物与适宜的基质制成膏状物、涂布于背衬材料上供皮肤贴敷、可产生全身性或局部作用的一种薄片状制剂。贴膏剂包括凝胶贴膏（原巴布膏剂或凝胶膏剂）和橡胶贴膏（原橡胶膏剂）。凝胶贴膏系指原料药物与适宜的亲水性基质混匀后涂布于背衬材料上制成的贴膏剂。常用基质有聚丙烯酸钠、羧甲纤维素钠、明胶、甘油和微粉硅胶等。橡胶贴膏系指原料药物与橡胶等基质混匀后涂布于背衬材料上制成的贴膏剂。与鹿茸有关的贴膏剂为海马鹿茸膏。代表方剂如下。

海马鹿茸膏

【组成】乳香、没药、防风、杜仲、牛膝、羌活、海马、鹿茸、大黄、香油等药，经适宜方法制成的黑膏药。

【功效主治】补肾壮阳，温中散寒，活血止痛。适用于腰腿疼痛、筋骨麻木、男子肾寒、腰痛腹痛、偏坠疝气、妇人子宫寒冷、赤白带下、经血不调、产后风湿痹痛等症。

【服用方法】使用时，将膏药加温后揭开，将小包药面撒膏药上，贴患处。如觉皮肤发痒时，将膏药取下，用鲜姜片擦之，再贴即可。

【出处】《黑龙江省药品标准》（1986年版）收载。

二、鹿茸保健食品

鹿茸是一味强壮药，对身体虚弱的人确有强身健体之效。为了达此目的，我们在强调了解鹿茸的药性作用、了解自己身体的阴阳虚实状况的同时，还应借鉴前人的使用经验。前人服用鹿茸的经验已通过成方的形式记载于书中，从而得以流传。因此，我们在本节为大家作些通俗介绍。

（一）强身健体用鹿茸

补肾虚用鹿肉核桃煲、鹿茸虫草酒、造精丸。健腰膝用补髓丹、参茸杜仲丸、茸霜地归汤。强筋骨用参茸炖蹄筋、全鹿丸、颈痛灵。益智用鹿肉粥、益智汤、参茸益智丸。抗衰老用鹿茸散、补天大造丸、参芪茸地膏。产后补虚用参茸紫归汤、三鹿二子汤等。

（二）治病调养用鹿茸

虚劳用鹿茸羊肉丸、鹿茸苁蓉丸、双鹿丸。虚喘用核桃鹿茸丸、三鹿丸、蚧茸散。肾虚耳鸣用人参鹿尾汤、肾春丸、苁蓉丸。神经衰弱用茸血补脑液、参茸三肾粉。健忘用人参鹿茸丸、鹿茸口服液、鹿茸大补丸。小便频数用鹿肾膏、宫廷神酒、温补肾阳汤。遗尿用螵蛸丸、加减桑螵蛸散、茸药散。阳痿用填精起阳丹、壮阳益肾酒。遗精用益肾生精汤、补髓膏、海鹿散。早泄用固精效方、参茸补肾散、茸参菟丝丸。不育症用造精丸、五子壮阳药、益肾强精汤。不孕症用鹿角胶粥、鹿茸膏、延龄种子丹。前列腺炎用茸龟丸、茸归丸、益精通窍方。慢性腹泻用茸参附姜汤、肾丸。久痢不愈用参茸当归汤、参茸附子汤、三鹿骨脂丸。痿证用鹿茸苁蓉汤、自补髓健步丸、参茸羊肾丸。痹证用益肾通络汤、香茸丸、五兽三匮丸。慢性肾炎用鹿茸苡仁羹、茸附草果汤、温补肾阳汤。疝气用鹿肾粥、茸霜归菟汤、茸茴丸。疟疾用鹿茸附桂汤、参茸归草汤、枸杞丸。月经不调用蘑菇烧鹿肾、鹿胎膏。崩漏用阿胶丸、镇宫丸、赞化鹿茸丸。用带下白垩丸、白蔹丸、小牛角鳃散。痔疮下血用断红丸、加味补阴丸、茸霜枸杞丸。脱肛用鹿尾粥、参茸菟丝汤、鹿茸阳起石汤。

第三节
鹿茸的合理应用

鹿是我国传统的名贵药用动物，汉代时就有"鹿身百宝"的说法，是灵丹妙药的象征。鹿的初生幼角——鹿茸，更是被视作"宝中之宝"。鹿茸收载于《神农本草经》，列为中品。鹿茸是一味甘咸、性温的药物，功能有壮肾阳、补气血、益精髓、强筋骨。其在临床的应用历史悠久，作用广泛。

一、单味鹿茸用法用量

（一）鹿茸的用法

1. 鹿茸粉

《中国药典》是我国药品最高法典，在保证药品质量、保障用药安全有效、维护人民健康方面起着十分重要的作用。《中国药典》（2020年版）一部"药材和饮片"中记载鹿茸粉，取鹿茸，燎去茸毛，刮净，劈成碎块，研成细粉。研末冲服最重要原因是鹿茸是名贵中药材，研末冲服可以最大限度地吸收，提高疗效并且减少资源浪费。不宜用做煎剂，如果作为煎剂使用，它的胶性物会黏附于其他药物的渣滓上，造成浪费；或是黏附于药煲内壁的高处而被烤成废物，甚至变成有损于健康的焦状物。所以历代医家用鹿茸治病时都是把它研成细末，直接吞食或配以其他药粉拌制成丸服食。

2. 鹿茸片

《中国药典》（2020年版）一部"药材和饮片"中记载鹿茸片，取鹿茸，燎去茸毛，刮净，以布带缠绕茸体，自锯口面小孔灌入热白酒，并不断添酒，至润透或灌酒稍蒸，横切薄片，压平，干燥。可以口含嚼片或直接泡茶饮用，最后嚼食吞下。

（二）鹿茸的用量

《中国药典》规定鹿茸的用量为1~2g。

二、鹿茸配伍应用

1. 鹿茸配附子、淫羊藿

鹿茸壮肾阳，益精血，强筋骨；附子补火助阳，散寒止痛；淫羊藿补肾阳，强筋骨。鹿茸配以附子、淫羊藿，则相得益彰。主要用于畏寒肢冷、腰膝冷痛、阳痿不举、滑精遗精、宫冷不孕等肾阳虚亏等症。

2. 鹿茸配熟地黄、肉苁蓉

鹿茸壮肾阳，益精血，强筋骨；熟地黄生精填髓，滋阴养血；肉苁蓉，补肾阳，益精血。鹿茸为血肉有情之品，能益精血，入奇经，故可用来填补奇经气血虚损。配合熟地黄、肉苁蓉一类的药物培补精血，药力相济，其功益大。这是精血同补法。主要用于羸瘦无力、咽干肤燥、耳聋耳鸣、精血衰少，久损难复之证。

3. 鹿茸配人参

鹿茸生精养血；人参大补元气，元气足则精血旺。二者相辅，使养血补虚之力更强。主治诸虚百损之证。

三、鹿茸方剂举隅

❶ 麝香鹿茸丸 (《三因极一病证方论》)

【组成】鹿茸（酥炙）45g，熟地 30g，沉香 1.5g，麝香（另研）30g。

【功能主治】补益精血。适用于诸虚百病、精血亏损诸症。

【服用方法】空腹服 30 丸，温酒、盐汤服。

❷ 鹿茸地黄煎 (《魏氏家藏方》)

【组成】鹿茸（去毛并酥炙）、肉苁蓉、熟干地黄、羊脊髓各 30g。

【功能主治】益精养血，强健筋骨。适用于精血不足、腰脚无力。

【服用方法】每服 1 匙，温酒化下。

❸ 鹿茸丸 (《太平圣惠方》)

【组成】鹿茸（去毛，涂酥炙微黄）1 对，枸杞子、泽泻、白术、杏仁（炒微黄）、山药、菟丝子、白芍药、黄芪、桂心、阿胶（捣碎炒黄）、附子（炮）各 30 克。

【功能主治】补肾益气。适用于虚劳少气、羸弱乏力。

【服用方法】每服 30 丸，食前以温酒或枣汤送下。

❹ **鹿茸大补汤**（《仁斋直指方论》）

【组成】人参、北五味子、当归、白术、白茯苓、熟地黄、白芍、黄芪（炙）、甘草（炙）、阿胶、续断、半夏（制）、山药（炮）、石斛、酸枣仁、柏子仁（略炒）各 30g，远志、川白姜（生）各 1.5g，辣桂 15g，鹿茸 60g。

【功能主治】补虚损，益气血。适用于虚劳不足、健忘、失眠、羸瘦、腰膝无力。

【服用方法】每服 10g，加生姜 4 片，红枣 2 枚，水煎，食前服。

❺ **首附煎丸**（《类编朱氏集验方》）

【组成】鹿茸（火燎去毛，酒浸三宿，蒸熟，焙干）、苁蓉、牛膝、熟地、当归、巴戟天、川续断各 120g，菟丝子 240g，大附子（炮）、破故纸（炒）、茯神、茴香（炒）、川楝子各 120g，五味子、沉香、官桂各 60g，台椒红（炒）、木香各 30g，杜仲、苍术各 240g。

【功能主治】生精补血，温肾助阳。适用于肾阳虚、精血不足之症。

【服用方法】每服 50~60 丸，盐汤、温酒吞下，每日 3 次。常服甚妙。

❻ **沉香鹿茸丸**（《普济方》）

【组成】鹿茸、附子、沉香、茴香、巴戟天、牛膝、当归、肉苁蓉、山茱萸、茯苓、龙骨各30g。

【功能主治】补暖下元，助益真气。适用于肾阳亏虚、腰膝冷痛、小便清长、大便稀溏、性功能减退者。亦可用于中老年人的滋补保健。

【服用方法】每服40丸，空腹温酒或盐汤送下。

❼ 鹿茸散《太平圣惠方》

【组成】鹿茸60g，龙骨、桑寄生、人参、白芍各30g，当归1.5g，乌贼骨60g，桑螵蛸7枚。

【功能主治】温阳益气，固精缩尿。适用于肾气虚寒，腰膝酸冷，便溺数甚，或夜间频数遗尿，或遗精滑泄。

【服用方法】每服6g，食前以温酒调下。

❽ 暖肾丸《丹溪心法》

【组成】鹿茸、葫芦巴、破故纸、川楝子、熟地黄、益智仁、山茱萸、代赭石、赤石脂、禹余粮（煅）各21g，龙骨、海螵蛸、熟艾、丁香、沉香、乳香各15g。

【功能主治】温补肾阳，固精缩尿。适用于尿频、尿浊等肾阳虚衰、下元不固者，以及老人肾亏夜尿频多者。

【服用方法】每服50丸，煎菖蒲汤，空腹送下。

❾ 玉真丸《圣济总录》

【组成】龙骨、菟丝子各240g，鹿茸180g，韭子135g。

【功能主治】补肾阳，固精气。适用于肾阳不足、腰膝酸痛、早泄、早衰发白。也可用于中老年人滋养保健、久服防病强身、却老益寿。

【服用方法】每服 7 丸，温酒下，日再服。

⑩ 助阳丸（《圣济总录》）

【组成】鹿茸、菟丝子、蚕蛾（炒）、钟乳粉、附子（炮）、肉苁蓉、黄芪、人参各 30g。

【功能主治】补肾壮阳，温养下元。适用于肾阳虚衰和命火不足所致的阳痿，兼见神疲乏力、面目苍白、腰膝酸冷。也可作为中老年人滋养保健之用，久服能强壮身体、延年益寿。

【用法】每服 12 丸，温酒或盐汤下，空腹服。

⑪ 荣艺丸（《精选历代后妃美容 500 方》）

【组成】鹿茸（去毛，涂酥，炙）90g，鹿角霜 150g，麝香（研）、沉香、白术、当归（去芦头）、熟地、苁蓉（酒浸二宿）、牛膝（酒浸二宿）、菟丝子（酒浸）、萆薢（蜜炒）、川芎、五味子、面粉各 30g。

【功能主治】驻颜色，久服轻身，延年不老。适用于容颜衰减，身体肥胖及早衰。

【服用方法】每服 30 丸，空腹粥水送下，或温酒盐汤也可，渐增至 50 丸。

⑫ 草灵丹（《精选历代后妃美容 500 方》）

【组成】生地黄（细切，用无灰酒 6600ml，夜浸昼晒 7 日，酒尽，焙干）1000g，鹿茸（酥炙黄，焙干，为末）60g，肉苁蓉（酒浸 7 日，研为泥，焙干）200g，桂心 30g，蛇床子 30g，菟丝子（酒浸 7 日，研为末，焙干）30g，远志 30g，牛膝（酒浸 7 日，焙干）30g，红枣（煮熟，去皮核，焙干）100 枚。

【功能主治】填骨髓，坚牙固齿，悦颜色，黑髭鬓，延年不老。适用于牙齿动摇，容颜衰减，须发早白及早衰。

【服用方法】每服 30 丸。

⑬ 滋明养血丸（《女科百问》）

【组成】熟地、当归各 30g，鹿茸（酥炙）60g。

【功能主治】生精补血。适用于虚劳血弱、肌肉枯燥、手足多烦、肢节酸痛、头发脱落、面少颜色小急、痛引腰背、去血过多、崩伤内竭、胸中短气、昼夜不能眠、情思不乐、怔忡多汗及一切精血亏损之证。

【服用方法】每服 50 丸，米汤送下，不拘时候。

⑭ 既济丸（《是斋百一选方》）

【组成】嫩鹿茸 90g，牛膝、肉苁蓉、熟地、当归、柏子仁（另研）、枸杞子、酸枣仁（微炒，另研）、沉香（另研）、山药（炒）、远志、茯神各 45g，附子（炮）75g。

【功能主治】补肾填精，养心安神。用于肾虚所致腰膝酸冷、阳痿早泄、心烦失眠等。

【服用方法】每服 50~60 丸，空腹温酒或盐汤送下。

⓯ 健脑补肾丸 (《仁斋直指方论》)

【组成】鹿茸、人参、狗肾、肉桂、金牛草、牛蒡子（炒）、金樱子、杜仲（碳）、川牛膝、金银花、连翘、蝉蜕、山药、远志（甘草水制）、酸枣仁（炒）、砂仁、当归、龙骨（煅）、牡蛎（煅）、茯苓、白术（麸炒）、桂枝、甘草、白芍药（酒炒）、朱砂、豆蔻等。

【功能主治】健脑益气，补肾填精。用于神经衰弱、健忘失眠、头晕目眩、耳鸣心悸、腰膝酸软、肾亏遗精。

【服用方法】水丸，口服每次 15 粒，每日 2 次，淡盐水或温开水送下。

⓰ 鹿茸补涩丸 (《杂病源流犀烛》)

【组成】鹿茸、人参、黄芪、菟丝子、桑螵蛸、莲肉、茯苓、肉桂、山药、附子、桑白皮龙骨、补骨脂、五味子各等份。

【功能主治】补肾涩精。用于下元虚冷、封藏失司、固摄无力所致之尿频、尿浊、尿有余沥，或阳痿早泄、腰膝酸软等症。

【服用方法】每服 10 丸。

四、鹿茸与其他药物的相互作用

明朝时，西方医药开始传入中国。清朝中后期，中医药书籍开始有了关于西药的记载。清末至民国初，西方医药大量涌入中国，出现中西药联用治病的方法。近现代以来，我国医药工作者对中西药联用和中药配伍现代研究做了大量实验和实践，至今，中成药中加入西药成分组成复方制剂、临床各科室中西药联用或中药配伍应用现代方法研究的现象非常普遍。根据联用发挥的临床效果来看，主要有协同和拮抗两种，对于鹿茸来说亦是如此。鹿茸与人参、黄芪、山药、枸杞子等会产生协同作用；鹿茸与降糖药等一起使用会产生拮抗作用。

五、临床医师用药经验

鹿茸是一味甘咸、性温的药物，功能有壮肾阳、补气血、益精髓、强筋骨。其在临床的应用历史悠久，作用广泛，包括单方和复方的应用，涉及心血管、血液、神经内分泌、泌尿生殖以及消化等各个系统，涵盖内、外、妇、儿各科。因此，凡是肾阳衰弱、精血亏少所致的虚弱消瘦、精神倦乏、眩晕、耳鸣、目暗、腰酸、筋骨痿软、阳痿早泄、子宫虚冷、崩漏、带下等，都可以选用。

（一）阳痿

鹿茸一直被视为益精填髓、温肾助阳的上乘之品，为温肾壮阳、补督脉、益精血的要药。可单用研末服，或同山药浸酒服，亦可配伍人参、熟地、枸杞子等补气养血益精药同用，以增强疗效，如参茸固本丸。

（二）再生障碍性贫血、血小板减少症等

鹿茸为补气生血必施之品。西医学证实，鹿茸能促进血细胞的增殖、发育和成熟。香茸丸、茸桂百补丸、参茸固本丸、补天大造丸等临床上用于治疗再生障碍性贫血、血小板和白细胞减少症，以及苯中毒引起的血液病等。

（三）外科疮疡及跌打损伤

鹿茸有温补精血、行血、化瘀、消肿、托毒外出和肌的作用。因此，常用于治疗疮疡久溃不愈、阴疽内陷不起、外科疮疡及伤科跌打损伤等证。可与当归、黄芪、肉桂等配伍应用于多种疾病，尤其是慢性经久不愈者，疗效更佳。国外学者通过大量临床实验，给跌打损伤患者肌内注射鹿茸精，对损伤的愈合和消除头痛、头昏、肢节疼痛、耳鸣、耳聋、四肢麻木、失眠及疲乏等症状，均收到明显的疗效。

（四）自主神经失调症

鹿茸通过调节神经的兴奋、抑制过程和内分泌功能，提高免疫力和调节新陈代谢。注射鹿茸精后，患者的精神明显好转，对恶心、心悸和头痛等临床症状有明显的改善作用，特别对改善全身倦怠、食欲缺乏、失眠和头痛等症状效果非常显著。

（五）更年期综合征

鹿茸通过调节神经的兴奋、抑制过程和内分泌功能，促进核酸及蛋白质合成，增强肝脏解毒，刺激造血系统，提高免疫力和调节新陈代谢而发挥效用，从而起到强壮身体、抵抗衰老的作用。有报道用鹿茸精治疗更年期障碍和内分泌失调，总有效率达 76%~80%。

（六）老年性骨质疏松症

肾虚是骨质疏松症发病的主要病理学基础。鹿茸一直被视为益精填髓、温肾助阳的上乘之品，为温肾壮阳、补督脉、益精血的要药。将鹿茸与淫羊藿、仙茅、巴戟天、山萸肉等益肾药配合使用，相辅相成，以增强疗效。

（七）小儿发育不良

肝肾精血不足导致的筋骨酸软，小儿发育不良、骨软行迟、囟门不闭合等症。多配伍熟地、山药、山萸肉等同用，如加味地黄丸。

（八）原发性和直立性低血压症

鹿茸对心血管系统及心肌有特异性作用，使其能异常恢复常态，起到强心益脉的作用。鹿茸制剂治疗各种原因所致的心力衰竭，尤其是风湿性心脏病伴有心悸、腰痛、尿少等症，以及应用于低血压及其他慢性循环障碍，颇具强心升压益脑的作用。

六、鹿茸食疗

鹿茸粥　　鹿茸3g，粳米100g，生姜3片。将鹿茸研成细末，备用。粳米淘洗干净，加入清水，用武火煮沸后加入鹿茸末和生姜，再用文火煎熬20~30分钟，以米熟烂为度。可供冬季早晚餐食用。适用于肾阳虚衰、精血亏损、阳痿、早泄、滑精、消瘦怕冷、腰背酸疼、下肢发凉、软弱无力。

鹿茸枸杞粥

鹿茸粉6g，大米150g，枸杞子15g，白糖15g。先将大米煮粥，待沸后加入鹿茸粉、枸杞子同煮为粥，用白糖调食。适用于肾阳虚证，有畏寒肢冷，腰膝痛，尿频，男子阳痿、遗精，女子宫寒不孕、带下清稀等。

鹿茸山药粥

鹿茸粉6g，山药粉15g，大米150g。先将大米淘洗干净煮粥，待沸后加入鹿茸粉、山药粉同煮为粥。适用于肾阳虚弱之畏寒肢冷，腰膝酸痛，尿频，男子阳痿、遗精，女子宫寒不孕、带下清稀及脾胃虚弱之食少乏力等。

鹿角胶粥

鹿角胶20g，粳米100g，生姜3片。先将粳米淘洗干净，放在锅内，加入清水，用武火煮沸，投入鹿角胶和生姜3片，改用文火煎熬30分钟。适用于肾阳虚弱、精血不足、阳痿、早泄、腰痛等。

参茸粥

白参50g，党参150g，鹿茸3g，粳米、红糖适量。将白参、党参、鹿茸共研为细末。煮粳米为粥，食粥时调入参茸材1食匙及红糖少许，和匀服用。适用于久病体弱、产后虚羸、未老先衰及一切气血精液不足者。

鹿茸银耳汤

鹿茸粉 0.3g，水发银耳 50g，鸡肉 25g，猪肥膘 5g，火腿 5g，冬笋 5g，油菜 5g，鸡蛋清 1 个，精盐 2.5g，花椒水 5g，味精 1.5g，高汤 500g，绍酒适量。将鸡肉、猪肉砸成细泥，用鸡蛋清调散，放入精盐、味精、花椒水、鹿茸粉、高汤，调成粥状。把火腿、油菜、冬笋切成小象眼片。锅内放入清水，水八成开时将粥泥挤成樱桃大小圆子，放入锅内，余熟捞出。锅内放入高汤；加入精盐、绍酒、花椒水、冬笋、油菜、火腿、银耳和圆子，烧开后，撇去浮沫，盛入汤碗内即成。适用于肾阳虚之阳痿、滑精、腰膝酸冷、虚寒带下、精亏眩晕、耳鸣等。

黄芪参茸乌鸡汤

乌鸡肉 200g，人参 10g，黄芪 20g，鹿茸 3g，精盐、味精少许。乌鸡肉洗净切成块，人参、黄芪、鹿茸洗净。将以上原料全部放入炖盅内，加入适量开水，加盖，用文火隔水炖 2~3 小时，加精盐、味精调味食用。适用于纵欲房劳、气血亏虚、脏腑失养所致的头晕目眩、自汗盗汗、五心烦热、心悸怔忡、失眠多梦、遗精早泄等。

参茸大补汤

人参、鹿茸各12g，生姜（洗净、去皮）2片，红枣2枚，嫩母鸡（重约500g）1只，精盐少许。将嫩母鸡宰杀，去毛，剖洗干净，去内脏，去肥膏备用。鹿茸去茸毛切片（或鹿茸片也可）。人参切片备用。红枣去核洗净备用。将全部原料放入炖盅内，加凉开水适量，加盖，隔水慢火炖5小时即可食用。适用于劳伤虚损而致食少倦怠、健忘、眩晕头痛、阳痿尿频等。

斑龙补肾汤

鹿茸10g，枸杞子15g，红枣10枚，猪腰2只，猪瘦肉200g，鸡肉200g，酱油10g，姜10g，葱10g，精盐10g。鹿茸用酒浸泡洗净；枸杞子去杂质洗净；红枣去核洗净；猪腰一切两半，去白色臊腺，切成腰花；猪瘦肉、鸡肉洗净，切4cm见方的块；姜切片，葱切段。鸡肉、猪瘦肉、猪腰、鹿茸、枸杞子、红枣、酱油、姜、葱、精盐同放炖锅内，搅匀，加清水2000g。炖锅置武火上烧沸，再用文火炖煮50分钟即成。用于肾阳虚之阳痿、滑精、腰膝酸冷、虚寒带下、精亏眩晕、耳鸣等。

美颜益寿汤

鹿茸10g，红枣8枚，虫草10g，怀山药15g，人参10g，鸡肉500g，姜10g，葱10g，精盐10g，料酒15g，鸡汤适量。鹿茸、虫草用酒浸泡30分钟后，取出洗净；红枣去核洗净；怀山药洗净润透切片；人参润透切片；姜切片，葱切段；鸡肉切成3cm长、2cm宽的块，放入碗内，加入精盐拌匀腌渍30分钟。将鸡肉和药物分装入20个蒸杯内，加入姜、葱、鸡汤。蒸杯置蒸笼内，用武火蒸40分钟即成。用于腰膝酸软、喘咳短气、神疲少食、阳痿、滑精、自汗、耳鸣等。

鹿茸枸杞鲍鱼汤

鹿茸片20g，枸杞子40g，新鲜鲍鱼1只，红枣4枚，生姜、精盐各适量。鲍鱼去壳，去掉污秽，用水洗净，切成片状。鹿茸和枸杞子用水漂洗干净。生姜和红枣洗净，生姜去皮切2片，红枣去核。将全部原料放入炖盅内；加入凉开水，盖上盖，放入锅内，隔水炖4小时，加入精盐调味，即可饮用。用于血气不足、肝肾亏损、头晕眼花、精神疲乏、妇女月经不调等，还可防视力早衰。

鹿茸山药五骨鸡汤

鹿茸5g，怀山药50g，乌骨鸡150g，精盐、味精、胡椒粉各少许。鹿茸、怀山药洗净，乌骨鸡去皮，洗净切块，放入开水中煮5分钟，取出过冷水。把各料放炖盅内，加适量开水，隔水慢火炖2~3小时即可。可用于肾阳不足、精血亏虚、腰酸肢冷、带下过多、宫冷不孕、小便清长等，对体虚神疲者甚效。

鹿茸水鸭汤

水鸭 1 只，鹿茸 4~5 片，姜 3 片，油盐酌量。将水鸭剖开去内脏洗净。用适量的清水加姜片，水鸭与鹿茸同煮约 3 小时，调味即可食用。适用于老年人阳气虚衰、手脚冰冷、气虚血弱、头昏脚软。

参茸白凤汤

西洋参 15g，鹿茸 15g，乌鸡 1 只（500g），红枣 8 枚，姜 10g，葱 10g，料酒 15g，精盐 15g。西洋参润透切片，鹿茸酒浸洗净，乌鸡宰杀后去毛、内脏及爪，红枣去核、洗净，姜拍松，葱切段。鸡肉放在炖锅内，加入料酒、西洋参、红枣、鹿茸以及姜、葱、精盐、清水 2000g。炖锅置武火上烧沸，撇去浮沫，用文火炖煮 1 小时即成。可用于阴虚所致少气、口干、口渴、乏力等。

鹿茸附片汤

鹿茸 10g，附片 30g，猪蹄 2 只，精盐、生姜、味精各适量。鹿茸、附片、猪蹄洗净，同入砂锅，文火久煮，起锅时加生姜、精盐、味精调味即成。适用于肾阳不足及精液亏虚而致不射精、畏寒身冷、腰膝酸痛、阳痿、精冷不育、精神疲乏等。

鹿茸羊肾汤

鹿茸 5g，菟丝子 30g，小茴香 9g，羊肾 1 对。羊肾剖开，去脂膜、臊腺，洗净，与诸药同炖至热，加调料饮汤食肉。适用于肾阳虚之阳痿、滑精、腰膝酸冷、虚寒带下、精亏眩晕耳鸣、小便频数等。

鹿茸北芪仙茅鸡肉汤

鹿茸 25g，北芪 12g，仙茅 12g，淫羊藿 12g，新鲜鸡肉 150g，精盐适量。鸡肉去皮、肥膏，放入开水中稍煮取出洗净。鹿茸、北芪、仙茅、淫羊藿分别用水洗净。将所有原料放入电子瓦煲内，加入适量水，炖 4~5 小时，加入精盐调味，即可用。适合夫妻日常饮用，尤其冬天时，常饮可增加身体抵抗力。对体力劳动者，功效更为显著。

鹿茸鸡翅汤

鹿茸 3g，鸡翅 250g，香油、精盐各适量。将鸡翅洗净，用 2000ml 水慢火煮，水开后去掉浮沫，煎至一半分量盛出鸡汤。鹿茸用 500ml 水煎至分量减半，然后倒入鸡汤中再煮片刻，调味即可。适用于肾脑双虚、神经衰弱、自主神经失调及性欲减退。

鹿茸三珍汤

鹿茸片 1g，鸽蛋 12 个，水发银耳 100g，水发鹿筋 100g，水发猴头蘑 100g，香菜 5g，鸡蛋清 2 个，淀粉 10g，葱 2.5g，姜 1.5g，火腿末 0.5g、精盐 5g，味精 2.5g，鸡汤 1000g。把 12 个酒盅洗净，擦干，抹上猪油。将鸽蛋打在酒盅内，撒上火腿末、香菜叶，上屉蒸 3 分钟取出。将酒盅拣入大碗内，放清水过凉，取下鸽蛋，入凉水碗内泡上。将银耳择去蒂，鹿筋切骨牌片，用水汆透。猴头蘑切成大薄片，用水焯一下，码在碗内，添上鸡汤，加入精盐、味精，上屉蒸 30 分钟左右取出。把香菜切 3cm 长的段，备用。锅内放汤，汤开后，放入葱、姜煮出味。放入精盐味精，调好口味。捞出姜、葱，下银耳、猴头蘑、鹿筋、鸽蛋，汆透捞在汤斗内。将汤着净浮沫，倒在汤斗内，撒上鹿茸片，点上香菜即成。适用于肾阳虚之阳痿、滑精、腰膝酸冷、虚寒带下、精亏眩晕、耳鸣等。

鹿茸猪膀胱汤

鹿茸 6g，白果仁 30g，怀山药 30g，猪膀胱 1 具，精盐适里。将猪膀胱洗净，把鹿茸、白果仁、怀山药捣碎，装入猪膀胱内，扎紧猪膀胱口，文火炖至烂熟，入精盐少许调味。适用于肾虚带下清冷、量多、面色晦暗、小便清长、腰部酸痛、小腹寒冷、舌质淡、脉沉迟等。

鹿茸海参

海参泡发 300 克，火腿片 30 克，人参片 4 克，鹿茸粉 0.5 克。将海参切成条状洗净，人参加水少许先蒸软后，起油锅将海参、火腿片略加煸炒，加上汤、人参片及鹿茸粉煮数分钟加调料即成。对

性功能差、精液不足、腰膝酸软、记忆力减退等
有益。

鹿茸炖乌鸡

乌鸡 250g，鹿茸 10g。乌鸡洗净，切块，与鹿茸一齐置炖盅内。加开水适量，文火隔水炖熟，调味服食。适用于宫冷、肾虚精衰不孕者，症见婚久不孕、月经不调、经血色淡量少、小腹冷感、腰酸无力等。

鹿茸炝腰片

鹿茸粉 5g，猪腰子 250g，黄瓜 15g，水发玉兰片 15g，精盐 6g，绍酒 3g，姜丝 3g，味精 0.3g，花椒油 15g。将猪腰子片成两半，去掉腰心，将腰子切成深而不透的花纹。再横片成坡刀片。锅内加水烧开，放入腰片余透，捞出过凉水，控干水分，放在盘内，黄瓜、玉兰片切成象眼片，用开水焯后过凉，与腰片放在一起，再放上鹿茸粉，精盐、味精、绍酒、姜丝、花椒油拌匀，装入盘中即成。适用于肾虚阳痿、腰膝酸冷等。

斑茸鱼翅

鹿茸粉 3g，水发鱼翅 300g，鸡肉 300g，猪膘 15g，葱 5g，姜块 5g，火腿末 2.5g，香菜段 2g，鸡蛋清 2 个，湿淀粉 150g，绍酒 2g，花椒水 2g，精盐 1.5g，味精 1.5g，猪油 150g，高汤 25g。将鸡肉

抽尽筋，同猪膘、鹿茸粉砸成细泥。用鸡蛋清搅散，放入高汤、味精、精盐、花椒水、湿淀粉、绍酒搅成稀粥状。锅内放入猪油，烧热时，用葱、姜块炝锅，除去葱、姜块，放入鱼翅，煸炒片刻、放入搅匀的泥子，用文火煸炒，炒热倒入盘中，撒上火腿末，把香菜段摆放在盘边即成。用于肾阳虚之阳痿、滑精、腰膝酸冷、虚寒带下、精亏眩晕、耳鸣等。

参茸枸杞子炖龟肉

乌龟 1 只（约 500g），人参、鹿茸、枸杞子各 6g。人参、鹿茸、枸杞子洗净。乌龟用开水烫，去龟壳、肠脏，洗净，斩件。把全部原料一齐放入炖盅内，加开水适量，炖盅加盖，文火隔开水炖 3 小时，调味即可。随量饮汤食肉。适用于肾病日久，精血亏虚者，症见形体羸弱、腰膝痿软无力、头晕目眩、气声低微、精神不振、小便不利或频数，或失眠心悸，或阳痿阴冷、肾功能减退等。

鹿茸大虾

对虾 12 只，鹿茸 3g，天冬、麦冬各 6g，生菜、清油、姜、葱、黄酒各适量。对虾漂洗干净，沸水中加清油、姜、葱、黄酒适量，然后下对虾氽热即离火。鹿茸、天冬、麦冬分别煎汁成 1∶2。氽熟的对虾，加入上述药汁，经调味后装在有生菜底的盆子中即成。适用于中老年肾亏怕冷、遗精阳痿、女子不育者，可在春季用此膳食以治之。

鹿茸鸡冻

鹿茸粉 10g，仔鸡 3 只，肉皮 2500g，酱油 500g，精盐 150g，味精 25g，白糖 250g，花椒 15g，葱 50g，姜 50g，清汤 4500g。把刮洗干净的肉皮与鹿茸粉一起放入锅内，加入调料和清水，煮 2 小时，把肉皮捞出。把净子鸡肉剁成块，放入锅内。待鸡肉煮烂，将鸡肉与汤一起盛入盆内，待凉后即成。适用于肾阳虚之阳痿、滑精、腰膝酸冷、虚寒带下、精亏眩晕、耳鸣等。

斑龙海参

鹿茸粉 3g，虾仁 6g，水发海参 250g，水发干贝 50g，冬笋片 25g，油菜心 25g，酱油 15g，精盐 1g，味精 1.5g，绍酒 10g，湿淀粉 5g，白糖 5g，花椒水 1g，芝麻油 1.5g，鸡汤 100g。虾仁洗净。将海参切成长条，用开水焯一下捞出。把油菜心、冬笋片焯一下捞出。锅内放入酱油、绍酒、白糖，下入鹿茸粉、虾仁、海参、干贝。加入花椒水、味精、精盐，用文火煨 2 分钟。再加入冬笋、油菜，上武火勾淀粉芡，淋上芝麻油，出锅盛入盘内即成。适用于肾阳虚之阳痿、滑精、腰膝酸冷、虚寒带下、精亏眩晕、耳鸣等。

翡翠鹿茸筋

鹿茸 1g，水发鹿筋 600g，油菜心 200g，精盐 15g，味精 2.5g，绍酒 15g，鸡汤 250g，淀粉 5g，鸡油 15g，猪油 50g，葱、姜油各 10g。将鹿筋切成 5cm 长的段，放入开水勺内烫一下捞出，用凉水过凉，控干水分。锅内放入猪油，油热后，加入鸡汤，放入鹿筋。鹿茸片洗净后，放入锅内，加味精、精盐、绍酒，用文火煨 2 分钟。另用锅加底油，加入鸡汤、油菜心、味精、精盐、绍酒。开锅后用淀粉勾芡，淋上明油，将油菜心取出，根向内摆在圆盘周围。把锅内的鹿筋移至武火上，勾淀粉芡，加葱、姜油、鸡油，盛在油菜中间即成。用于肾阳虚之阳痿、滑精、腰膝酸冷、虚寒带下、精亏眩晕、耳鸣等。

什锦鹿茸羹

鹿茸片 1.5g，水发海参 10g，大虾 10g，熟鸡脯肉 10g，水发干贝 5g，火腿 5g，水发口蘑 5g，冬笋 5g，豌豆 5g，鸡肉 50g，鸡蛋清 1 个，精盐 2g，味精 1.5g，绍酒 10g，湿淀粉 25g，鸡油 15g，高汤 250g。把鸡肉砸成泥，放入鸡蛋清、高汤、有盘、味精搅匀。把海参、大虾、熟鸡脯肉切成三分正方丁，火腿、口蘑、冬笋切成二分正方丁。锅内放入清水，八成开时，将搅拌好的鸡泥撒入锅内，凝固成疙瘩状，余熟捞出。将海参、大虾用开水焯后，控净水分。锅内放入高汤，放入味精、绍酒、鸡泥疙瘩、海参、大虾、熟鸡肉、干贝、火腿、豌豆、口蘑、冬笋。烧开后，撇净浮沫，放入味精。鹿茸片，用湿淀粉勾成米汤芡，淋上鸡油，盛入汤碗内即成。适用于肾阳虚之阳痿、滑精、腰膝酸冷、虚寒带下、精亏眩晕、耳鸣等。

鹿茸枸杞酒

鹿茸 2g，枸杞子 60g，红参 10g，海马 3g，高粱酒 1500ml。将前 4 味药捣碎，置容器中，加入白酒，密封浸泡 28 日后过滤去渣即成。适用于阳痿不举、精神疲乏、腰膝酸软。

鹿筋壮骨酒

鹿筋 30g，鹿骨、玉竹各 200g，当归、肉桂、秦艽各 50g，木瓜、制川乌、制草乌各 40g，党参、黄芪、桂枝、枸杞子各 75g，重楼、红花、川续断各 100g，白酒 16000g，蔗糖 600g，虎杖 96g。将前 16 味药和虎杖酌予碎断，入布袋置容器中，加入白酒，密封，每日搅拌 1 次，浸泡 30~40 日后取出布袋，榨出液澄清后与浸出液合并，加蔗糖搅拌使之溶解，密封静置 15 日以上，滤过即成。适用于四肢麻木、风湿性关节炎等。

龟龄集酒

鹿茸 250g，人参 200g，甲片、生地各 80g，石燕 100g，地骨皮 4g，蜻蜓 20g，蚕蛾 9g，雀脑 30 个，海狗肾、驴肾各 15g，急性子 25g，枸杞子、薄荷各 30g，冰糖 100g，大曲酒 8000ml。制成酒剂，分 125ml、150ml、750ml 瓶装待用。适用于记忆力减退、遇事善忘、腰膝酸软、神疲乏力、面色灰白、手足不温、舌淡、脉沉细等症状。可用于神经衰弱、脑动脉硬化、贫血等。

百补酒

鹿角（蹄）120g，知母 40g，党参 30g，怀山药（炒）、茯苓、炙黄芪、芡实、枸杞子、金樱子肉、熟地黄、天门冬、楮实子各 24g，牛膝 18g，麦门冬、黄柏各 12g，山茱萸肉、五味子、桂圆粉各 6g，白酒 6000ml，蔗糖 630g。将前 19 味药切碎，置容器中用白酒分 2 次密封浸泡，第 1 次 30 日，第 2 次 15 日，倾取上清液，滤过。另将蔗糖制成单糖浆，待温，缓缓对入上述滤液中，搅匀，静置，滤过，贮存待用。适用于身体虚弱、遗精多汗、腰膝无力、头晕目眩。

红参海马酒

红参、淫羊藿、菟丝子、肉苁蓉各 30g，海马 15g，鹿茸 9g，海狗肾（炙）1 对，韭菜子 60g，白酒 1000ml。将前 8 味药捣碎，置容器中，加入白

酒，密封浸泡 14 日后过滤去渣即成。适用于阳痿
不举、腰膝酸软、精神倦怠。

生精灵药酒

红参、鹿茸各 15g，蛤蚧 1 对，韭菜子、淫羊
藿、巴戟天各 25g，生黄芪 50g，肉桂 10g，60° 白
酒 400ml。将上药与白酒共置于容器内，密封浸泡
15 日后即可服用。适用于阳痿、早泄、无精子。

还春口服液

红参、淫羊藿、汉三七、枸杞子各 15g，鹿茸
5g，白酒 500ml。将前 5 味药捣（切）碎，置于玻
璃容器内，用白酒浸泡 2 周，过滤去澄，取上清备
用。适用于肾虚型男性不育症、性功能减退。

西藏雪莲药酒

雪莲花 250g，木瓜、桑寄生、党参、芡实各
25g，杜仲、当归、黄芪各 20g，独活 18g，秦艽、
巴戟天、补骨脂各 12g，黄柏、香附各 10g，五味
子、鹿茸各 8g，冰糖 750g，白酒 7500ml。将上述
各药共研为粗末，与白酒一起置入容器中，密封浸
泡 25~30 日，去渣，加入冰糖，搅拌溶解后，过滤
即成。适用于风湿性关节疼痛，伴有腰膝酸软、目
眩耳鸣、月经不调等。

豹骨酒

豹骨、薏苡仁（麸炒）、粉草薢、淫羊藿（羊油炙）、熟地黄、陈皮、玉竹，牛膝各80g；香加皮、当归、青皮（醋炒）、川芎、白芍、制川乌、制草乌、木瓜、枸杞子、红花、紫草、羌活、川续断、苍术（米泔水炒）、独活、白芷、补骨脂（盐炒）、白花蛇（酒制）、杜仲碳、乌药、防风、牡丹皮、佛手、人参、砂仁、鹿茸、檀香、肉桂、豆蔻、木香、丁香各5g，油松节40g，乳香（醋炒）、没药（醋炒）各20g，麝香0.2g，红曲200g，红糖960g，蜂蜜1600g，白酒17600ml。将豹骨分次加水，煎煮至胶尽，合并煎煮液，浓缩到黏稠状态。将乳香，没药研成细粉，麝香单研成细粉。再把薏苡仁等其他药加工成粗粉，与豹骨煎液、乳香、没药、红糖、蜂蜜、白酒同置入容器中，密封，隔水煮至水沸，候冷后加入麝香粉混匀，密封静置3个月以上，过滤。药渣压榨过滤，合并2次滤过液，静置2日，再过滤即成，备用。适用于风寒湿痹、手足麻木、筋骨疼痛、腰膝无力症状者。

七、鹿茸禁忌证

鹿茸为动物类壮阳药，乃"血肉有情之品"。服用量虽小，但是可完全吸收，其益精补肾、助阳壮阳作用极为明显。服用鹿茸应从小剂量开始，缓缓增加。《本草纲目》明确指出鹿茸"无毒"。《名医别录》等许多古代药物学专著，也都一致认为鹿茸为无毒性药物。据报道鹿茸口服后，一般无严重的不良反应，偶尔有胃肠道障碍、皮肤潮红、瘙痒感、月经周期延长、恶心等症状，个别有一过性心动过速。有人用鹿茸做动物实验，发现在致敏以后，再次静脉注射，不引起过敏性休克。因此说，鹿茸是一味良好的强壮滋补药。

我国近代著名医学家曹炳章认为，鹿茸固然属补精填髓的补益佳品，但是"服食不善，往往易发生吐血、衄血、尿血、目赤、头晕、中风昏厥等症"。因此鹿茸虽然不良反应较少，但它属于温热性药物，所以不能妄施滥投，必须因人、因证而施。这种说法，在于告诫进补者应当辨证施补，合理用药，才能收效。否则，难免发生上述病症。一般来说，服用鹿茸应注意以下事项。

1. 外感疾病不宜服用

正逢伤风感冒，出现头痛鼻塞、发热畏寒、咳嗽多痰等外邪正盛的人，无论外感风寒，还是外感风热，大凡邪在肌表，必有恶寒、恶风、发热、头痛、肢节疼痛等症状，这时切忌服用鹿茸。

2. 有"五心烦热"症状、阴虚的人

肾有虚火者不宜服用，临床见有干咳少痰、咯血、烦躁、唇赤舌绛、舌面光剥或干裂、津少口渴、两眼干涩昏花、午后潮热、两颧发红、盗汗，手足心热、脉象细数等症，均为肾阴不足，虚火旺盛所致，属于虚热证，若误用鹿茸等温补

药显然药不对证，必然造成助火劫阴，伤津耗液。轻者症情加剧，重者险证迭起。

3. 内有实火者不宜服用

小便黄赤，咽喉干燥或干痛，不时感到烦渴而具有内热症状的人，大凡出现高热烦渴、目赤肿痛、痰黄、吐血、衄血、尿血、热毒疔疮痈疽、口苦、大便秘结、小便黄赤、脉象弦数洪大者，均为内有实火所致。若以鹿茸进补，只能是抱薪救火，适得其反。

4. 患有高血压，头晕，走路不稳，脉眩易动怒而肝火旺的人

有高血压、肝病者须慎服用，凡是高血压、肝炎及肝功能不全等病症，属于阴虚火旺或内有实火者，必须遵循医嘱，慎重服用，不可自行选用。

5. 经常流鼻血，或女子行经量多、血色鲜红、舌红脉细，表现是血热的人

6. 进补鹿茸及各种鹿茸制剂的禁忌

（1）用鹿茸时最好不要喝茶、吃萝卜，尽量不要服用含有莱菔子、谷芽、麦芽和山楂等中药，因其会不同程度地削弱鹿茸的药力。

（2）不宜与水杨酸类同用。鹿茸含有糖皮质激素样成分，与水杨酸类衍生物同用会增加消化道溃疡的发生率。

（3）不宜与奎宁同用。奎宁具有多元环结构，碱性较强，可与鹿茸产生沉淀，使其吸收减少，疗效降低。

（4）不宜与甲苯磺丁脲、氯磺丙脲、苯乙双胍等降糖药同用。鹿茸中所含糖皮质激素样成分使蛋白质和氨基酸从骨骼中转移到肝脏，在酶的作用下使葡萄糖及糖原升高，与降糖药产生拮抗作用。

八、鹿茸不良反应及处理方法

据报道鹿茸口服后，一般无严重的不良反应，偶尔有胃肠道障碍、皮肤潮红、瘙痒感、月经周期延长、恶心等症状，易发生吐血、衄血、尿血、目赤、头晕、中风昏厥等症，个别有一过性心动过速。有人用鹿茸做动物实验，发现在致敏以后，再次静脉注射，不引起过敏性休克。因此说，鹿茸是一味良好的强壮滋补药。

（一）皮肤损害

鹿茸口服液引起皮肤损害。

患者，男，50岁。因血虚眩晕、腰膝痿软口服鹿茸口服液，用药2天后感觉皮肤潮红、瘙痒感。后至医院就诊，经局部处理和抗过敏治疗，3天后痊愈。

患者，男，35岁。因阳痿、滑精口服鹿茸口服液，用药5天后出现瘙痒感。停用鹿茸口服液后，2天后瘙痒感减轻。

（二）心血管系统不良反应

1.吐血、衄血

患者，男，30岁。口服鹿茸酒后当天晚上出鼻血，用冰袋冷敷鼻部，让毛细血管迅速收缩，止血。

　　患者，男，45岁。注射鹿茸精3天后出现了痰里带血、胃部不适等症状，2天后自行停药，症状有所缓解，3天后痊愈。

2. 心律失常

　　患者，男，50岁。注射鹿茸精当天出现了恶心、气短，呻吟不止。入院后心电监测出现心律失常，心动过速。后经升压、吸氧、营养心肌等急救措施，患者血压、心律恢复正常，情况好转。

3. 中枢及外周神经系统

　　患者，男，48岁。注射鹿茸精后4天出现了头痛、头晕的症状。2天后自行停药，症状有所缓解，2天后痊愈。

参考文献

［1］南楠. 中国传统造型艺术中鹿形象研究［D］. 西安：西安美术学院，2014.

［2］李可繁. 谈"鹿"和从"鹿"字的文化内涵［J］. 牡丹江师范学院学报（哲学社会科学版），2014，（3）：109-111.

［3］李淑玲，马逸清. 中国鹿文化的始源与演变［J］. 东北农业大学学报（社会科学版），2009，7（5）：75-78.

［4］宋胜利，刘国世，宋文辉等. 中国鹿与鹿文化研究（2）——鹿角及其文化现象［J］. 2013中国鹿业进展，2013：286-295.

［5］杨洁. 唐诗鹿意象探微［D］. 湘潭：湘潭大学，2017.

［6］黄莹. 楚文化中鹿形象的文化考释［J］. 殷都学刊，2017，38（4）：20-32.

［7］林仲凡. 有关鹿及养鹿业的历史考证［J］. 中国农史，1986，（4）：68-75.

［8］裴超.《说文解字》"鹿"部字与"鹿文化"概述［J］. 唐山文学，2018，（8）：65.

［9］汪玢玲. 关于鹿的民俗考论［J］. 东北师大学报，1988，（3）：77-82.

［10］丁芬芬. 东北地方史志涉药文献的整理与研究——以

吉林省为例［D］. 长春：长春中医药大学，2018.

［11］汪玢玲. 关于鹿的民俗考论［J］. 东北师大学报，1988，（3）：77-82.

［12］杨志芳，李玉文. 抚顺市"清原马鹿"产业发展浅析［J］. 现代畜牧科技，2019，（2）：3-10.

［13］李和平. 国际养鹿业现状（2）［J］. 特种经济动植物，2010，13（11）：6-8.

［14］任聪. 马鹿茸多肽"补肾健骨"作用与机制研究［D］. 辽宁：辽宁中医药大学，2019.

［15］韩欢胜，赵列平. 黑龙江省鹿产业发展的优势［J］. 养殖技术顾问，2014，（5）：68-69.

［16］姚刚. 基于产业链视角的双阳梅花鹿产业竞争力研究［D］. 吉林：吉林大学，2019.

［17］张美然. 吉林省鹿业发展分析［D］. 吉林：吉林农业大学，2014.

［18］兰春. 梅花鹿的养殖现状和发展前景探讨［J］. 当代畜禽养殖业，2020，（9）：35-36.

［19］陈有云. 内蒙古自治区及东北三省鹿产业发展策略研究［D］. 咸阳：西北农林科技大学，2014.

［20］张振兴，陈闻，李玉峰. 世界养鹿业概况与我国养鹿业的发展策略［J］. 经济动物学报，2008，（1）：49-52.

［21］刘彦，郑策，张旭等. 我国茸鹿养殖现状与发展对策研究［J］. 中国畜牧杂志，2011，47（12）：18-21.

［22］高行宜. 新疆马鹿的生存现状与饲养［J］. 野生动物，1993，（2）：6-8.

［23］米吉提·莫合他尔汗. 新疆马鹿养殖概况［J］. 新疆畜牧业，2012，（7）：12-13.

［24］唐蕊. 中国鹿产业发展现状及策略研究［D］. 吉林：吉林大学，2013.

［25］盛和林. 中国鹿类动物［M］. 上海：华东师范大学出版社，1992.

［26］王本祥. 鹿茸的研究［M］. 长春：吉林科学技术出版社，1993.

［27］包海鹰. 我国鹿类及各种鹿角形态特征的研究［J］. 中医药信息，1994.（5）：27-29.

［28］赵全民，赵海平. 茸鹿提质增效养殖技术［M］. 北京：中国科学技术出版社，2019.

［29］李和平. 国际养鹿业现状［J］. 特种经济动植物，2010. 10：10-12.

［30］宋胜利. 中国的鹿科动物［J］特种经济动植物，2008. 1：10.

［31］高智晟，马建章. 野生鹿类的生态价值及其影响因素［J］. 经济动物学报，2004，8（1）：13-15.

［32］国家药典委员会. 中华人民共和国药典2020年版一部［S］北京：中国医药科技出版社. 2020.

［33］高士贤. 中国动物药志［M］. 长春：吉林科学技术出版社，1996.

[34] 孙海涛. 黑龙江省部分地区梅花鹿微卫星遗传多样性的研究 [D]. 黑龙江八一农垦大学, 2009.

[35] 赵世臻. 鹿的科学饲养 [J]. 特种经济动植物, 2000 (4): 4-5.

[36] 宁浩然, 侯召华, 张旭, 等. 关于鹿场圈舍建筑设施的探讨 [J]. 特种经济动植物, 2014 (10): 4-5.

[37] 赵世臻. 鹿的配种技术 [J]. 特种经济动植物, 2000 (3): 3.

[38] 吉林省市场监督管理厅. 梅花鹿产品初加工技术规程: DB22T1056-2011[S], 长春: 吉林省质量技术监督局. 2011: 1

[39] 吉林省市场监督管理厅. 地理标志产品 吉林梅花鹿 鹿茸、鹿鞭、鹿血、鹿尾、鹿胎膏、鹿筋、鹿脱盘: DB22T1143-2020[S], 长春: 吉林省质量技术监督局. 2020: 1

[40] 宫瑞泽, 张磊, 刘畅, 等.《中华人民共和国药典》收载的鹿源药材中胶原蛋白对比分析 [J]. 药物分析杂志, 2020, 40 (2): 373-381.

[41] 刘松鑫, 宫瑞泽, 王泽, 等. 不同形态梅花鹿鹿茸的化学成分对比研究 [J]. 中草药. 2020, 51 (1): 67-75.

[42] 郭晓晗, 程显隆, 李明华, 等. 鹿茸的化学成分及质量控制方法研究进展 [J]. 药物分析杂志, 2018, 38 (4): 551-565.